JN297932

精神科救急医療ガイドライン

2015年版

監修：日本精神科救急学会
The Japanese Association for Emergency Psychiatry

編集：平田豊明　杉山直也
　　　Toyoaki HIRATA　Naoya SUGIYAMA

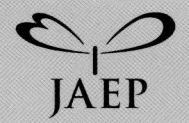

JAEP

へるす出版

『精神科救急医療ガイドライン 2015 年版』の発行にあたって

　日本精神科救急学会は，所属機関や職種を問わず，精神科救急医療にかかわりと関心のある人々が集い，1997（平成9）年に立ち上がった任意団体である。その基本理念は，精神科救急・急性期医療の改革を梃子(てこ)として，長期在院に依存するわが国の精神科医療を短期入院・在宅ケア主体へと構造転換することであり，そのための技術を磨き，制度改革を促すことである。

　絶え間なく変動する精神科救急および急性期医療の現場の道しるべとして，本学会は，2003（平成15）年に『精神科救急医療ガイドライン』を上梓した。そこでは，アメリカ精神科救急医学会（American Association for Emergency Psychiatry）のガイドラインに準じて，基本的な考え方，アクセスのよさ，患者の人権への配慮，治療ガイドライン，スタッフ配置，施設および設備の6項目を総論に設定し，さらに入院基準，インフォームドコンセント，鎮静法指針を各論に立てた。そして，必須（「～ねばならない」「～のこと」「～の必要がある」など），推奨（「～とすべきである」「～が重要である」「～が肝要である」など），最適（「～が望ましい」「～が最適である」「～を目指すべきである」など）といった3階層に分けて記述するように努めた。2007（平成19）年には，規制薬物関連精神障害ガイドラインが加わり，2011（平成23）年には早くも改訂された。

　その後の治療技術の進歩や本学会がリードする各種研究の成果などを踏まえて，2009（平成21）年，ガイドラインは全面改訂された。初版の総論は再編され，興奮・攻撃性への対応，薬物療法，自殺未遂者対応の3項目が独立した。改訂作業は医療政策委員会が牽引したが，全会員に意見を求めて修正を重ねた上で発行された。

　2009年の改訂以降も，本学会がリードする国の研究班によって，全国の精神科救急医療体制整備事業と精神科救急入院料病棟の運用実態が毎年モニタリングされた。2012（平成24）年には，医療法改正により精神疾患が第5の国民病に指定され，救急医療を含む地域医療計画の策定が都道府県に義務づけられることとなった。同じ年，精神科救急医療に関する国の検討会が開催され，翌2013（平成25）年の精神保健及び精神障害者福祉に関する法律（精神保健福祉法）の改正では，精神科救急医療体制の整備が都道府県の努力義務として明記された。この法改正を受けて，精神病床の機能分化と在宅医療の強化を目指した検討会が企画され，救急医療と急性期入院治療の重要性が再確認された。そして，2014（平成26）年の診療報酬改定が，こうした方針を一部援護した。

急流ともいえる近年のこのような動きを受けて，今回のガイドライン改訂作業は行われた。今回の改訂では，この間の制度改変や研究成果を踏まえて，総論が大幅に改訂されたほか，興奮・攻撃性への対応，薬物療法，自殺未遂者対応の内容が膨らみ，受診前相談が新規に追加された。また，規制薬物関連精神障害ガイドラインへの追補版として，『危険ドラッグ対応ハンドブック』が公刊された。

　時代の動きを鋭敏に反映する精神科救急の現場感覚に即して，本ガイドラインは，今後も改訂され続け，わが国における精神科救急医療の歴史を刻む資料となろう。後世，「医療資源や治療技術の貧しかったあの時代に，よく健闘した」と評価される時代が来ることを切望するものである。

2015年11月吉日

日本精神科救急学会理事長

平田　豊明

目　次

『精神科救急医療ガイドライン 2015 年版』の発行にあたって

第1章　総　論

はじめに　2

Ⅰ．精神科救急医療に関する用語の整理 ―― 3
1．精神科救急とは？　3
2．精神科救急ケースの分類　3
3．精神科救急ケースの緊急度評価　4

Ⅱ．精神科救急医療体制整備事業 ―― 6
1．精神科救急医療体制整備事業の歴史と構造　6
2．精神科救急医療へのアクセス手段　10

Ⅲ．精神科救急医療施設 ―― 11
1．施設および設備　11
2．スタッフ配置　12
3．診療体制　13
4．患者の人権への配慮　14
5．医療安全とリスク管理　15

Ⅳ．急性期治療の戦略とクリティカル・パス ―― 16
1．急性期治療の基本戦略　16
2．急性期治療の構造―3つの段階　18
3．クリティカル・パス　19

Ⅴ．精神科救急医療施設への入院基準 ―― 22
1．自発入院（任意入院）の判断基準　23
2．非自発入院の判断基準　23

Ⅵ．インフォームドコンセント ―― 24
1．インフォームドコンセントの成立要件　24
2．告知義務　25

3．精神科救急医療におけるインフォームドコンセント　25

第2章　受診前相談

はじめに　28

Ⅰ．精神科救急情報センター（精神医療相談窓口）概論 ──── 29
1．精神科救急医療体制における精神科救急情報センター（精神医療相談窓口）の役割　29
2．受診前相談の目的　30

Ⅱ．精神科救急情報センター（精神医療相談窓口）における対応の基本　33
1．トリアージ（triage）　33
2．精神科救急事例への対応　40
3．非精神科救急事例への対応　41
4．頻回相談事例への対応（頻回相談事例化を防ぐ）　41

第3章　興奮・攻撃性への対応

はじめに　52

Ⅰ．興奮・攻撃性の定義 ──── 53

Ⅱ．興奮・攻撃性への対応に関する基本的な考え方 ──── 54
1．トラウマインフォームドケア　54
2．精神科医療サービスの質向上と患者との協働　55

Ⅲ．興奮・攻撃性の予防 ──── 57
1．環境整備　57
2．攻撃性・暴力の予測　59
3．職員の研修・トレーニング　63

Ⅳ．攻撃性・暴力への介入 ──── 63
1．心理的介入　63
2．薬物療法　66
3．身体的介入　68

  4．行動制限　70
  5．対象者の特性に配慮した介入　76

Ⅴ．暴力インシデント発生後の対応 ─── 79
  1．感染防止　80
  2．インシデントの報告および情報共有　80
  3．事故後のサポート　80
  4．インシデントのレビュー　83
  5．加害者への対応　84

第4章　薬物療法

はじめに　90

Ⅰ．焦燥・興奮に対する薬物療法 ─── 93
  1．原　則　93
  2．投与経路の選択　93
  3．焦燥とアカシジアとの鑑別を要する場合　102
  4．鎮静後の観察　103
  5．静脈血栓塞栓症の予防　103

Ⅱ．昏迷，拒絶（拒食・拒薬），摂食量の不足 ─── 106
  1．昏　迷　106
  2．拒絶（拒食・拒薬），摂食量の不足　108

Ⅲ．精神病性障害急性期の薬物療法 ─── 110
  1．第一選択薬　110
  2．抗精神病薬への治療反応の早期予測　113
  3．早期反応不良例における抗精神病薬の切替えと併用　115
  4．早期反応不良例における抗精神病薬の上限量超えの投与　117
  5．併用薬　119
  6．副作用の視点から　120
  7．抗精神病薬持効性注射製剤　122

第5章　自殺未遂者対応

はじめに　136

[基本編]

Ⅰ．自殺予防と自殺未遂者対応 ──────────── 138
　1．ガイドラインの対象（自殺関連行動の定義）　138
　2．自殺の危険因子　139
　3．自殺未遂者への対応で留意しておくべきこと　139
　4．自殺の一〜三次予防　140

Ⅱ．自殺未遂者ケアの体制 ──────────── 140
　1．自殺未遂者ケアの全体像　140
　2．精神科救急医療に求められるタスク　142
　3．基本姿勢　142

[実践編]

Ⅲ．自殺未遂者対応フロー ──────────── 145
　1．3つの基本軸とその他の重要事項に関する実践項目　145

Ⅳ．自殺未遂者ケアの実践項目 ──────────── 146
　1．自殺関連行動の把握とトリアージ　146
　2．アセスメント　151
　3．アクション　162
　4．その他の重要事項　176

索引　185
執筆者一覧　189

第1章

総論

- I. 精神科救急医療に関する用語の整理
- II. 精神科救急医療体制整備事業
- III. 精神科救急医療施設
- IV. 急性期治療の戦略とクリティカル・パス
- V. 精神科救急医療施設への入院基準
- VI. インフォームドコンセント

第1章 総論

はじめに

　精神科医療の歴史は，精神科病院の歴史であり，病を受けた人々の処遇の歴史である。精神科病院の原型は，近世フランスにおける一般施療院のように，「非理性」や「規範外」の人々を社会的に隔離する収容施設であり，治療施設ではなかった。現代社会にあっても，この機能は，精神科病院のうちに残存している。

　欧米諸国は，1960年代から政策的に精神科病院を縮減し，精神科医療を地域でのケアにシフトさせてきた。この政策を無条件に礼賛する必要はないにせよ，また，統計数値に定義の問題があるにせよ，世界標準からみると，わが国の精神科医療は，欧米諸国が前世紀中にほぼ脱却した長期在院構造に依拠したままである。

　例えば，人口がわが国の半分である英国では，精神科在院者数は約2万人，年間の非自発入院は2千数百件であるのに対して，わが国の在院者数は約30万人，非自発入院は年間およそ14万件に及ぶ。在院患者30万人のうち20万人は，1年以上の長期在院者である。そして，年間約40万人の新規入院者のうち5万人が1年以上の長期在院に移行する。

　日本精神科救急学会（以下，本学会）は，わが国の精神科医療における長期在院依存構造を克服すべく，精神科への入院を安易な社会的隔離の手段として用いないこと，および精神科病棟を長期収容の器として用いないことを目指して創設された。精神科病院を長期在院が前提の療養施設から，短期集中的な治療施設ないし治療装置に変えること，と言い換えることもできる。

　この創設理念を実現するために精神科救急医療が担うべき任務は，以下の3点に要約される。

　第一の任務は，重症の救急ケースに手厚い医療を提供して，長期在院を防止し，早期のうちに地域社会に戻すことである。そのためには，急性期の入院治療を担う高規格の精神科病棟と高度な治療技術が欠かせない。これが本学会の創設理念にとって，最も重要な任務である。

第1章 総論

　第二の任務は，地域社会で生活する精神科利用者への適切な危機介入である。すなわち，小規模のうちに危機的状況を緩和することによって，病状の悪化と再入院を防止し，在宅ケアの維持を支援することである。地域包括ケアにおける精神科救急医療の役割を強化することにもつながる。そのためには，精神科医療に対する利用者の信頼を高め，多様な危機介入サービスを提供することが求められる。

　第三の任務は，精神疾患に起因する不幸な転帰（死亡や重大事件）を未然に防止することである。この任務を遂行するためには，救急ケースを鋭敏に感知するセンサーとしての電話相談や迅速な医療アクセスの仕組みが必要である。

　これらの任務を首尾よく達成することを目指して，このガイドラインは作られた。

I．精神科救急医療に関する用語の整理

1．精神科救急とは？

　精神疾患によって自他への不利益が差し迫っている状況を「精神科救急状態」と定義する。

　このような状況にある当事者本人を「精神科救急ケース」または「精神科救急事例」と呼び，精神科救急状態に対する介入活動を「精神科救急対応」もしくは「精神科救急サービス」と呼ぶ。精神科救急サービスのうち，特に医療機関が主体となった活動を「精神科救急医療」もしくは「精神科救急医療サービス」と呼ぶ。医療の対象となった精神科救急ケースは，「精神科救急患者」と呼ぶことがある。

　精神科救急医療が指し示す内容は，狭義には救急外来での危機介入や医学的処置などの救急診療であるが，広義には急性期入院医療が含まれる。これが最も重要な領域である。双方の包含をあえて強調する場合は，「精神科救急・急性期医療」と並列的に表記することもある。

　単に「精神科救急」というときは，以上のすべてを包括する総称で，前記のどれに重点を置くかは文脈による。

2．精神科救急ケースの分類

　精神科救急ケースは，受診前に誰が救急状態と認識したか，受診時に自発的な受診意思がどれくらいあったか，受診後にどのような治療形態となった

か，といった観点から，以下のように分類される。

1）救急状況の認識主体による分類（受診前）

精神科救急ケースであることを誰が認識するかによって，精神科救急ケースは3分類される。
- ① 個人内救急（ケース）：当事者本人が，自分は救急状態にあると認識する場合。
- ② 家庭内救急（ケース）：家族が救急状態を認識する場合。
- ③ 社会的救急（ケース）：通行人などの第三者が救急状態と認識する場合。通常は消防や警察が介入する。

2）受診意思による分類（受診時）

精神科受診の自発性による分類で，自発的な受診の場合を「柔らかい救急（ケース）」，受診を拒絶する場合を「堅い救急（ケース）」と呼ぶ。その両極の間に，さまざまな「堅さ」の救急ケースが連続的に位置づけられる。最も堅い救急ケースは，（緊急）措置診察の対象者である[1]。

3）治療形態による分類（受診後）

救急受診後の治療形態によって，以下のように3階層化される。
- ① 一次救急（ケース）：入院を要しなかった場合。
- ② 二次救急（ケース）：任意入院，医療保護入院，一般病棟入院となった場合。
- ③ 三次救急（ケース）：応急入院，措置入院，緊急措置入院となった場合。

二次救急と三次救急の違いは，二次救急が本人もしくは家族等による契約入院であるのに対して，三次救急は契約行為が介在しない非自発入院である点にある。ただ，市区町村長の同意による医療保護入院は，契約入院とは言い難い。そもそも医療保護入院が契約入院といえるのかについては，議論のあるところである。また，臨床的には，二次救急が三次救急ケースより軽症とは限らない。したがって，二次救急と三次救急の区分は，法の規定による便宜的な分類に過ぎない。

3．精神科救急ケースの緊急度評価

医療機関からみた精神科救急ケースの緊急度は，病状はもとより，行動病理や治療関係など，以下のような因子群によって多元的に評価される[2]。

1）病状因子

精神症状の重症度を示す因子。GAF（global assessment of functioning；機能の全体的評定），BPRS（brief psychiatric rating scale；簡易精神症状評価尺度），PANSS（positive and negative syndrome scale；陽性・陰性症状評価尺度）など，評価尺度によって定量的に評価できる。

2）行動因子

行動病理の重症度を示す因子。以下に評価の1例を示す（本章V節の入院基準を参照）。

（1）自傷行為
　① なし
　② 軽度：他科受診を要しない身体症状あり
　③ 中等度：他科での外来診療を要する身体症状あり
　④ 重度：他科での入院治療を要する身体症状あり

（2）他害行為
　① なし
　② 軽度：威嚇的言動あり
　③ 中等度：器物損壊あり
　④ 重度：身体損傷を伴う攻撃行動あり

3）サポート因子（家族因子）

同居可能者など支援者の有無とサポート能力を示す因子。以下に評価の1例を示す。
　① サポート能力を期待できる同居可能者もしくは支援者あり
　② 同居可能者はいるが，サポート能力を期待できない
　③ 同居可能者なし，もしくは情報なし

4）時間帯因子

受診の時間帯という因子。以下に評価の1例を示す。
　① 平日日中
　② 休日日中
　③ 準夜帯（17時〜22時）
　④ 深夜帯（22時〜8時半）

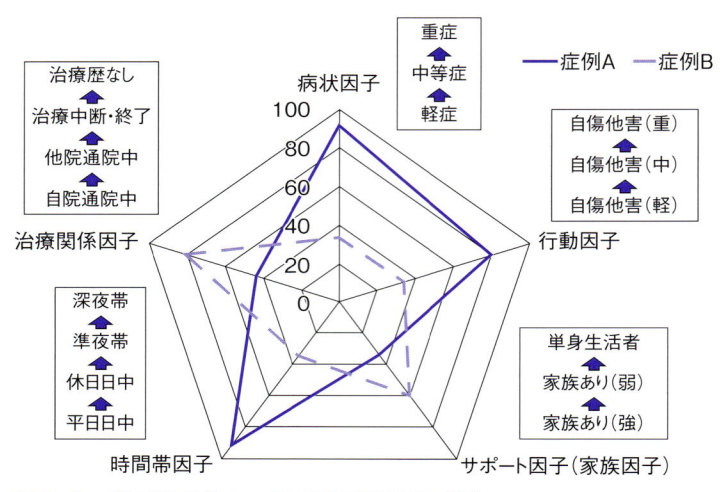

図1-1　精神科救急ケースの緊急度評価（例）

5）治療関係因子
医療機関との治療関係を示す因子。以下に評価の1例を示す。
① 自院通院中
② 他院通院中
③ 受診歴あるも，現在は治療関係なし
④ 受診歴なし，もしくは情報なし

　これらの5因子による多元的な評価例を，図1-1に2例示す。本学会および本ガイドラインの主要な論題は，この図のレーダーチャートが大きく広がる重症ケースの治療および処遇である。

II. 精神科救急医療体制整備事業

1．精神科救急医療体制整備事業の歴史と構造

1）精神科救急医療体制整備事業の歴史と現状
　精神科救急医療体制整備事業（以下「精神科救急事業」もしくは「本事業」と略記）は，1995（平成7）年に国と都道府県が運営費を折半する公共事業として立ち上がった（当初は精神科救急医療システム整備事業）。本事業の認可にあたって，各都道府県および政令指定都市には，事業運営要綱および関係諸機関による連絡調整委員会を設置し，行政圏域を複数の精神科

救急ブロックに分割して，各ブロックに精神科救急医療施設を常時確保することが求められた。

その後，本事業には，電話相談窓口である「精神科救急情報センター」や，あらゆるケースに常時対応可能な「精神科救急医療センター」の設置，移送制度の活用，初期救急医療体制の整備などが盛り込まれた。2008（平成20）年度からは，入院医療施設が「常時対応型施設（精神科救急医療センターの発展的解消）」「病院群輪番型施設」「身体合併症対応施設」に3類型化され，精神科診療所などの外来医療施設に対しても，救急外来診療や救急患者に関する情報提供，加えて，精神科救急病院への指定医当直支援などが要請された。これに連動して，診療報酬制度においても，高規格の精神科救急病院の増設を促す改定が行われた。

2010（平成22）年の精神保健及び精神障害者福祉に関する法律（精神保健福祉法）の一部改正により，第19条の11に精神科救急医療体制整備が都道府県の努力義務として明記された（2014〔平成26〕年4月施行）。2011（平成23）年には精神科救急医療体制に関する検討会により，精神科救急事業の強化，身体合併症対応能力の向上，評価指標の導入を3本柱とする報告書が提示され，精神科救急医療体制の整備方針が示された[3]。

また，2013（平成25）年に改正された精神保健福祉法第41条の規定による「良質かつ適切な精神障害者に対する医療の提供を確保するための指針」では，在宅ケアを支援する精神科救急事業の重要性が謳われ[4]，続いて開催された「長期入院精神障害者の地域移行に向けた具体的方策に係る検討会」では，新たな長期在院者を生み出さないための精神科急性期医療の意義が強調された[5]。

精神科救急事業は，2002（平成14）年度末までに，全都道府県に普及し，2014年度には，空床確保料を中心に，国と都道府県を併せて40億円近い公費が投入されるなど，公共事業としては定着した観がある。2012（平成24）年度，精神科救急情報センターは40の自治体に設置され，精神医療相談事業は29自治体に設置されていた[6]。2013年度，これらの相談窓口には14万件以上の相談があり，約4.2万人が受診，4割以上の約1.8万人が入院となっている[2]。

しかし，それらの実績には地域差が著しく，医療の質については評価のためのデータにも乏しい。身体科救急医療に比べると，技術水準でも標準化でも，大きな遅れをとっていることは確かである。いつ，どこで精神科救急状態になったかによって，受けられる医療サービスの質は大きく異なる。精神科的な重症度に応じた医療が提供されているとは限らない。これが，2015（平成27）年現在における，わが国の精神科救急事業の現状である。

2）精神科救急医療体制整備事業の構造

　本学会は，わが国の精神科救急事業の現状を踏まえ，2012年12月，「今後の精神科救急医療に向けた提言」を公表した。そして，本文の冒頭で，「いつでも，どこでも，誰でもが適切な精神科救急医療サービスを受けられるよう，都道府県や医療機関は積極的な体制整備の推進を」と題して，精神科救急事業の拡充を訴えた[7]。

　本ガイドラインでは，この提言の趣旨を生かしつつ，精神科救急事業が兼ね備えるべき構成要素を示し，それぞれの要素に即して指針を示すこととする。なお，本事業の機能を評価するための詳細な採点基準も存在するので，参照されたい[8]。

　精神科救急事業は，以下のような要素から構成される。

（1）精神科救急医療へのアクセス手段（運用基準については後述）
　① 受診前相談窓口
　　精神科救急情報センター事業もしくは精神医療相談事業が運用されるべきである。
　② 救急搬送体制
　　消防，警察による搬送，行政による移送事業が適切に運用されるべきである。
　③ アウトリーチ
　　医療機関や行政機関による評価と医療導入のためのアウトリーチ活動が実施されることが望ましい。

（2）精神科救急医療施設（施設基準や運用基準については次節で後述）
　① 常時対応型施設
　　すべての精神科救急ケースに常時対応できる基幹的病院。精神科救急入院料病棟を有するべきである。
　② 身体合併症対応施設
　　心身複合救急ケースに常時対応できる病院。精神科救急・合併症入院料病棟を有するべきである。
　③ 病院群輪番型施設
　　輪番制を基本として一定の精神科救急ケースに対応する病院。精神科救急入院料病棟もしくは精神科急性期治療病棟を有することが望ましい。
　④ 初期対応施設
　　専ら，一次救急ケースに対応する病院もしくは診療所があってもよい。

（3）病院間連携システム
　① 身体科医療施設との連携
　　精神科救急医療施設は，互恵的に連携できる身体科医療施設を近隣に有

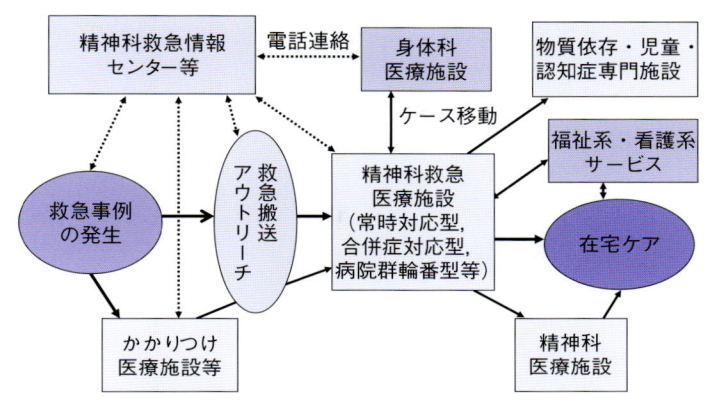

図1-2　精神科救急医療体制の関連要素

するべきである。
② 空床確保のための転送システム
　基幹的な精神科救急医療施設が救急用の空床を確保するために，転院システムが構築されてもよい。
③ 専門治療のための転送システム
　児童・思春期ケース，依存症ケース，認知症ケースなど，急性期治療後に専門的な治療を要するケースの転送システムが構築されてもよい。
（4）地域連携システム
① 医療系サービスとの連携
　急性期治療後の外来診療を委託する精神科診療所との病診連携。訪問看護ステーションなどとの連携が構築されてもよい。
② 福祉系サービスとの連携
　グループホームなどの居住サービス機関，地域生活支援機関，就労支援機関，介護サービス機関などとの連携が構築されることが望ましい。
③ 多機関の連絡調整システム
　本事業を運営する自治体は，関係機関の代表者による会議を年に1回以上開催し，本事業の運用にかかわる案件の協議や実績報告などを行わなくてはならない。また，関係者を対象として，本事業の運用にかかわる事例検討会や研修会を開催することが望ましい。

以上の構成要素を図1-2に一覧表示する。

２．精神科救急医療へのアクセス手段

１）精神科救急情報センターおよび精神医療相談
　これらの受診前相談事業については，第２章で詳述する。

２）救急搬送
　精神科救急患者の搬送は，大半が家族によって行われているが，公共機関による搬送が必要となることもある。その現状と本学会の指針を，根拠法令に沿って以下に示す。

（１）消防法

　消防法では，消防署救急隊の本来任務は，路上や駅などの公共スペースで発生した傷病者を救助することであるが，条例によって，精神科・身体科を問わず，在宅の傷病者も救助・搬送できることとなっている。在宅の患者・家族もまた，公共機関による搬送としては，救急車による搬送を最も望んでいる。

　一方，救急隊員は，患者による搬送拒否や搬送中の不測の事態に不安を感じ，受入れ先の確保や搬送距離の長さに負担を感じている。こうした不安や負担を解消するためには，必要であれば警察の協力も得て，できるだけ迅速かつ安全に最寄りの精神科医療機関に搬送される必要がある。いずれにせよ，受入れ先医療施設の確保が大前提である。

（２）警察官職務執行法（警職法）

　警職法第３条は，自傷他害リスクの高い精神科救急ケースを保護し，適切な医療機関に搬送することを義務づけている。また，同法第５条は，行政機関などの要請に基づいて，精神科救急ケースの搬送に協力できることを規定している。安全な救急搬送のために，警察官の協力は欠かせない。

（３）精神保健及び精神障害者福祉に関する法律（精神保健福祉法）

　精神保健福祉法は，保健所などの行政機関による地域精神保健活動の一環として，精神科ケースの受診勧奨を規定している。自傷他害リスクが低ければ，この規定を活用した搬送が推進されるべきである。精神保健指定医の立会いが必要なケースに対しては，同法第34条に基づく移送制度も活用されるべきである。また，措置診察が必要と判断された救急ケース，および措置入院が決定した患者を適切な医療機関に搬送することも，行政機関の任務である。これらの任務を常時遂行できる体制の整備が望ましい。

　以上のような公共機関による救急搬送は，搬送様態や料金設定に疑問のある民間の救急搬送を抑止し，適正化するためにも，積極的に活用されるべき

である。

3）アウトリーチサービス

精神科医療機関による往診や訪問看護などのアウトリーチサービスは，いわば，移動する救急処置室である。したがって，必ずしも入院を前提としてはいない。精神科救急ケースとその家族にとって，アウトリーチサービスは，医療機関への搬送に伴う物理的・心理的な負担を軽減する救急診療の形でもある。

しかし，かつての往診による非自発入院への批判もあって，医師が救急の現場に赴くアウトリーチサービスは，わが国の精神科医療ではほとんど実績がないのが現状である。欧米の精神科移動救急サービスやわが国のドクターカーなどの実践に倣って，精神科においてもアウトリーチが活用できる条件が整備されるべきである。

III. 精神科救急医療施設

精神科救急医療体制整備事業は，主として，知事が指定する精神科救急医療施設に患者が到達するまでのプロセスを規定している。一方，臨床的には，医療施設に到達してからのプロセスが重要である。精神科救急医療の質は，救急医療施設の陣容と機能によって決定される。迅速で的確な救急診療と良質な急性期入院治療を全国どこにいても受けられなければ，わが国の精神科医療は医療界における屈辱的なポジションから脱却することができない。

本学会は，わが国における精神科救急医療と急性期医療の質を確保するために，精神科救急医療施設（病院）が兼ね備えるべき陣容や機能について，以下のような指針を提示する。本節では，設備，人員，診療体制，権利擁護，安全管理といった病院運営にかかわる枠組みについてガイドラインを示し，次節で急性期治療の戦略を提示する。

1．施設および設備

1）救急外来部門
・精神科救急医療施設には，患者の安全とプライバシーに配慮され，身体医学的対応も可能な，十分な面積をもつ救急処置室を備えなければならない（少なくとも診察机1と椅子3，ストレッチャーとベッドとを同時に収容できる広さ）。
・医療ガスアウトレット（酸素・吸引），心肺監視装置，救急カートを常備

しなければならない。

2）検査体制
- 身体合併症対応施設においては，血算，生化学的検査，レントゲン単純撮影，CT検査が常時可能でなければならない。その他の救急医療施設でも，オンコール体制や連携病院の協力により，常時可能であるべきである。
- 心電図検査は，全施設で常時可能でなくてはならない。
- 簡易尿中薬物検査キットは，全施設で備えるべきである。

3）病棟部門
- 常時対応型施設と身体合併症対応施設では，受入れ病棟の定床の半数以上が個室（隔離室を含む）であることを要する。病院群輪番型施設でも，同様の個室率を有するべきである。
- 個室群（隔離室を含む）は，ナースステーションに近接して配置されているべきであり，酸素・吸引を備えた病室が少なくとも1室はなくてはならない。
- 隔離室は，ベッドを設置しても処置を行うのに十分な広さ（11m^2以上）をもつべきであり，安全かつ快適な便器が設置されていることを要する。
- 病棟には，薬剤による静穏化処置を行った患者や身体的問題を有する患者の身体管理のための設備や器具を備えなければならない。身体合併症対応施設では心肺監視装置を備えることを要し，その他の施設でも整備されるべきである。いずれの施設であっても救急カートは常設され，定期的に点検されなければならない。
- 身体的拘束の器具は，末梢循環障害等の防止に配慮されたマグネット式等の専門器具を使用しなければならない。身体的拘束に伴う深部静脈血栓を防止するための器材と技術（Dダイマー検査，ヘパリン投与，下腿マッサージ器など）を備えるべきである。
- 電気けいれん療法は，できるだけ侵襲が少なく骨折や咬舌事故の起こりにくい修正型電気けいれん療法を施行すべきであり，そのための器材と技術を備えるべきである。

2．スタッフ配置

1）救急外来部門
- 救急患者の外来対応のため，精神保健指定医が常駐するか，もしくは30分以内に呼び出せる体制を常時確保していなければならない。

- 救急外来専任の看護師が常駐しているべきで，精神保健福祉士（PSW）も常駐することが望ましい。
- 通訳の用意あるいは外国語への対応ができることが望ましい。

2）病棟部門
- 常時対応型施設と身体合併症対応施設では，入院患者16人に1人（16対1）以上の専任精神科医師を配置しなければならない。その他の精神科救急医療施設でも同配置がなされるべきである。
- 看護密度は7対1以上の看護体制が望ましく，10対1体制が確保されているべきである。
- 常時対応型施設では，病棟専任の精神保健福祉士が複数人配置されていることを要する。その他の精神科医療施設でもそれが望ましい。
- 心理士，作業療法士，薬剤師も専任配置されていることが望ましい。

3）職員研修
- 医師，看護師，コメディカルスタッフへの教育体制と専門の研修プログラムが準備され，全職員に研修の受講を義務づけるべきである。
- 院外の研修機会への参加について，支援する仕組みをもつべきである。

3．診療体制

1）診療録
　初診および入院時には，以下に示した情報が診療録に記載されなければならない。それはまた，診療録開示を前提とする必要がある。
- バイタルサインと身体状況
- 家族歴，家族構成
- 生活歴（教育歴，職歴，配偶歴など）
- 身体科的・精神科的既往歴
- 現病歴（精神症状発現の時期やストレス要因の同定，物質乱用歴を含む）
- 心理社会的背景（経済状況，対人ネットワーク，社会資源利用状況など）
- 精神医学的現症，身体医学的現症（判明している検査結果なども含む）
- 暫定診断（ICDもしくはDSMの最新版に準拠していること）
- 現実検討能力ないし判断能力の評価
- 治療形態の決定（外来治療・他医療機関紹介・入院とその形態など）
- 受診時や入院時の医学的処置（処方・処置内容・精神療法の内容など）
- 行動制限の理由と告知内容

- 治療に対する患者本人の意見や態度
- 治療に対する代諾者の同意や考え
- 病状説明，治療方針，契約事項など

2）治療基準
- 各精神科救急医療施設においては，入院の適応となる基準が明確化されなければならない（本章V節に詳述）。
- 入院に際して，薬剤による静穏化の処置が必要と判断されたときは，適切な方法によって必要十分な手段を講じ，患者および医療従事者の安全が確保されなければならない（詳細は第4章「薬物療法」を参照）。
- 薬物療法については，一定の院内基準があるべきである（第4章「薬物療法」に詳述）。
- 電気けいれん療法についても，適応や手技，手順，効果判定などについて，エビデンスに基づいた一定の院内基準があるべきである。
- 隔離・身体的拘束の開始および解除の基準が明文化されていることを要する。
- 入院患者のプロフィールや治療成績等に関して，データ管理が行われるべきである。

3）身体管理
- 身体合併症対応施設では，自施設内での対応（身体管理における「並列モデル」と呼ぶ）ができることを要する。
- 常時対応型施設が精神科単科病院の場合には，速やかにコンサルテーションを依頼できるか，搬送を受け入れてくれる近在の一般病院があること（同じく「縦列モデル」と呼ぶ）を要する。
- 病院群輪番型施設においても，同様の体制が構築されているべきである。
- いずれの施設においても，救命救急センターと連携していることが望ましい。

4．患者の人権への配慮

　精神科救急医療の実践においては，入院となる対象の多くが非自発的治療の適応であることから，患者の人権の尊重については特段の配慮が求められる。

1）受診および入院の手続き，入院中の処遇について，関連法規が遵守され，

医療の提供に際してのインフォームドコンセントが適切でなければならない（本章Ⅵ節に詳述）。
2）行動制限に関しては，院内における現況を把握するための手法を有し，データによって管理されることを要する。また，患者の行動制限が常に適正に行われるよう，専門の基準や審査委員会などの仕組みが設けられなければならない。このような審査委員会には弁護士等，人権擁護にかかわる外部委員が含まれることが望ましい。
3）患者の個人情報保護に関する規定を整備しなければならない。
4）診療上倫理的に問題となりやすい事項（信仰に関すること，終末期医療，同意能力がない場合の身体合併症治療など）についての指針をもつべきである。

5．医療安全とリスク管理

　精神科救急医療は，患者情報が不足しがちで，行動面や情動面の激しい症状を伴いやすく，身体的問題を伴いやすいなど，特有のリスクを有する。精神科救急医療施設においては，医療安全に関する以下のような仕組みが整備されていなければならない。

1）医療安全とリスク管理にかかわる事例の情報を集積する仕組みがあること。
2）医療安全とリスク管理の会議が定期的に開かれること。
3）医療安全とリスク管理にかかわる事例の解決策が周知される仕組みがあること。
4）入院時に主要なリスク（転倒・転落，誤嚥，褥瘡など）を評価する仕組みがあること。
5）身体的拘束時の深部静脈血栓症・肺血栓塞栓症のリスク管理の手順が明確であること。
6）精神科に特有のリスク（無断離院，院内自殺，患者暴力など）に関する評価と対応手順が整備されていること。
7）事故発生時の対応手順が明確であること。
8）医療安全に関する研修や講習の機会を有すること。
9）患者の要望や意見を把握し，回答する仕組みを有すること。

Ⅳ. 急性期治療の戦略とクリティカル・パス

　精神科救急ケースを受け入れる病棟は，安易な社会的隔離に手を貸す収容施設であってはならないと同時に，慢性期病棟への入り口であってもならない。重度の急性病態にある患者に適切な医療を提供して速やかな病状改善を図り，地域社会に戻す病棟でなくてはならない。病棟がこの機能を維持するためには，急性期治療の戦略が不可欠である。本節では，その基本戦略を示した上で，3つの段階からなる急性期治療の構造を解説し，これらを一覧表に落とし込んだクリティカル・パスについて論及する。

　なお，急性期入院治療の戦略・戦術については，本学会の計見一雄・初代理事長の著書[9, 10]に詳しい。本節の基盤となった指南書でもあるため，本学会として一読を推奨する。

1．急性期治療の基本戦略

　急性期病棟（診療報酬上の精神科急性期治療病棟，精神科救急入院料病棟に限定される病棟ではない。急性期治療を担う病棟一般を指す）が治療施設としての機能を維持するためには，以下のような基本戦略が欠かせない。

1）入院治療の目標を「在宅ケアの条件整備」に限定する（治療目標の設定）

　重症の精神疾患を数カ月で完治させることは困難でも，在宅ケアに移行させることはできる。入院治療の目的は疾患の完治やすべての問題の解決ではなく，在宅ケアの条件の整備であることを，入院時点で本人・家族等に明示しておく必要がある。在宅ケアの条件とは，以下のように，本人側の条件と環境側の条件に二分して整理される。

（1）本人条件
　病状がある程度改善していること（目安としてはGAFスコア51点以上），退院後の服薬・通院および社会的支援を受け入れること。

（2）環境条件
　在宅ケアに適した住居があること，生活費が確保できること，必要な社会的支援が提供できること，相談できるスタッフや親族・友人がいること，救急医療サービスを常時提供できることなど。

2）入院治療の対象を絞り込む（治療対象の設定）

　外部からの入院要請をすべて受け入れていたら，精神科病棟は治療施設ではなくなる。医療側が主導権を握って（時には外部要請と対峙して）入院対象を選択する必要がある。無論，診断名を機械的に規定すべきではないが，以下の2要件は入院対象の原則とすべきである。

（1）現代医学による治療への反応性が期待できる病態であること

　この原則に従えば，知的障害や発達障害，パーソナリティ障害，物質依存の診断群は，精神病状態や躁・うつ状態など，司法精神医学でいう判断能力・行為能力の低下を伴う急性の病態が併存しない限り，入院の対象とすべきではない。自殺企図などにより緊急避難的に入院とせざるを得ない場合は，短期間の危機介入にとどめ，ケアの責任は多機関で分担すべきである。他害行為を伴う場合は，司法的対応を優先ないし並行すべきである。

（2）一定期間内に在宅ケアに移行させることが可能と推定されること

　例えば，慢性期病棟での長期在院から退院した直後に急性化したようなケースでは，一定期間内に在宅ケアの条件を整備することは困難な場合が多い。長い入院歴などにより精神機能と社会的機能が減弱していることが明らかなケースについては，緊急避難的に入院になったとしても，早期の転院を検討すべきである。重度の知的障害や認知症など，継続的な福祉サービスを要するケースについても，漫然と精神科病棟の保護的機能に頼ることなく，福祉施設への移管を追求すべきである。

3）入院治療の制限時間を意識する（治療期間の設定）

　急性の精神疾患・病態からの回復時間には個人差がある。提供される医療サービスの質・量によっても異なる。しかし，精神科病棟が治療施設であるためには，最大限に許容できる制限時間を設定しなくてはならない。それは，病棟のサイズや年間の入院必要件数から算出されるべきであり，病院の立地条件によって異なるが，統計的には，精神科急性期型包括入院料（精神科救急入院料および精神科急性期治療病棟入院料）においては，3カ月以内に8割以上の退院が可能である[2]。

　本ガイドラインにおいても，3カ月以内に急性期病棟から在宅ケアに移行することを目標とする。ここをゴールとして，いつまでにどのような回復水準を目指すのか，そのために各職種が今なすべき仕事は何かを常に考えながら業務を組み立てなくてはならない。

2．急性期治療の構造―3つの段階

　急性期入院治療は，通常，なだらかに進行はしない。いくつかの節目があり，それまでに達成すべき課題（タスク）が患者にもスタッフにもある。これを達成してから前に進まないと院内再発を招き，在院期間がいたずらに長引く。患者が重症の病態から回復して退院に到達するまでには，通常2つの節目で分割される3つの段階（ステージ）ないし相（フェーズ）がある。

　以下に，重症の精神病状態にあるケース（GAFスコア10点未満）が退院に至るまでの治療過程を想定して，各段階における患者の病態とスタッフの治療課題，治療戦術（治療環境，薬物療法，精神療法など），目標期間，そして，次の段階に進む目安（メルクマール）を概略的に示す。

1）第1段階（狭義の急性期，混乱期）
（1）病　態

　内面的には，自我境界が損傷し，安全な時空が失われている。外面的には，睡眠・摂食・排泄という基本的な生存機能が崩壊しており，自己防衛のための合目的的な行動がとれない。疲弊しているにもかかわらず，交感神経系優位の臨戦態勢が解除できない。

（2）治療課題

　睡眠の確保（患者）。身体合併症・事故の予防，安全・安心感の保障（スタッフ）。

（3）治療戦術

　病室は，自我境界の損傷を代償する安全で快適な隔離室（保護室），あるいはそれに準じた個室が基本。鎮静系の抗精神病薬を就寝前に重点投薬し，睡眠の確保を図る。薬物療法の効果がなく，生命的危険を伴うケースには電気けいれん療法も検討。精神療法的アプローチとしては，医師・看護師による心身一体的な密着的ケアで安全感を保障することが最重要。治療同盟の基盤となる。

（4）目標期間

　2週間以内。

（5）次の段階に進む目安

　夜間8時間以上継続して睡眠がとれること。確認のために，微細な経日変化が読み取れる睡眠表が必要。

2）第2段階（臨界期，休息期，回復前期）
（1）病　態

悪夢のような第1期を離脱し，副交感神経系優位の休息モードへ。外面的にはよく眠り，甘いものを中心によく食べる。スタッフには友好的に接するが，疲れやすく壊れやすい。自我境界が修復しかかった敏感・脆弱期。
(2) 治療課題
　セルフケアの自立と医療の受容（患者）。治療同盟の構築（スタッフ）。
(3) 治療戦術
　刺激を避け，1人で休める個室が必要。抗精神病薬の減量は慎重に。入院に至った「苦労話」を細部にこだわりつつ，患者とともに再構成する作業が重要。
(4) 目標期間
　2週間以内。
(5) 次の段階に進む目安
　介助なしで入浴が可能になること。他の患者と雑談ができること。

3）第3段階（回復期，回復後期）
(1) 病　態
　日常的現実感が再構築されるとともに社会生活上の懸案事項が再浮上。外出や外泊によって微小再燃を生じやすい。
(2) 治療課題
　在宅ケアの条件整備（患者，スタッフ）。
(3) 治療戦術
　病室は対人交流のある多床室が基本であるが，ケースによっては個室を要する。薬物療法はSDM（shared decision making；協働意思決定）を目指し，退院後の服薬中断をできるだけ減らすために，在宅での生活スタイルを想定して服薬回数の減や剤形の調整を行う。ケースによっては，持効性注射薬の選択も考慮。心理教育，SST，作業療法などを活用。病院内外の多職種でサポート部隊を編成し，利用可能な制度や社会資源にアクセス。「再生の物語」をつくり出す。
(4) 目標期間
　4週間以内。
(5) 次の段階に進む目安
　退院後の社会生活に関する不安や課題が語れることが望ましい。

3．クリティカル・パス

　以上の治療過程を一覧表示すると，今，患者はどの回復段階にあり，次の

段階に進むために何が必要か，誰がいつまでに何をすべきかというタスクが浮き上がってくる。これがクリティカル・パスの基本型となる。

クリティカル・パスは，本来の用語がクリティカル・パスウェイ（critical pathway）であり，クリティカルな（生死を分ける）道筋を指し，所定の時間内に治療目標に到達するための最適な手順を意味する。エンドレスが前提であった伝統的な精神科病棟に制限時間付きのクリティカル・パスを導入するということは，医療者として相当の覚悟を要する行為であることを銘記すべきである。

なお，患者・家族への説明を考慮した「クリニカル・パス」という用語があるが，現在の精神科医療は，急性期入院治療の具体的な行程を時限付きで患者・家族に明示できる水準には達しているとはいえない。したがって，ここでは，スタッフが治療目標として活用すべき行程表のみをクリティカル・パスと呼ぶこととする。患者・家族用のクリニカル・パスは，今後さらに実践と議論を重ねた上で提示されるべきものであろう。

1）クリティカル・パスの意義

クリティカル・パスは，各ステージにおけるスタッフのタスクを列挙し，達成度を機械的にチェックするための一覧表ではない。一定の時間内に一定のタスクを達成するという治療者側の決意表明であり，達成できなかったときに治療方針の再検討に用いる参考資料である。

バリアンス（variance）という用語は，治療が難航した要因を患者の重症度に帰着させる「標準外」の印象を与えるが，本来は，「標準」を見直すための貴重な症例なのである。すなわち，クリティカル・パスとは，予定された治療行程のチェック表ではなく，予定した治療の内容を点検するためのツールと理解すべきである。

2）クリティカル・パスの構造

表1-1に，計見によるクリティカル・パス作成のための基本的な考え方を示した[10]。長年の臨床観察から抽出されたエッセンスを布置し，推敲を重ねてつくられた急性期治療の要諦といえる。左端の列に並べた項目は，各治療段階で必要なハードウェア，医師と看護師のタスク，患者のタスクと精神病理を示す。クリティカル・パスの完成型モデルではなく，その設計ポリシーを示したマトリクスである。

各医療現場でこの表を参考に議論を重ね，独自のクリティカル・パスを作成ないし改訂することを本学会として推奨する。さらに，施設間で討論ができれば，わが国における精神科急性期治療は進化するであろう。

第 1 章 総論

表 1-1 急性期精神病治療の三拍子(ワルツ)

急性期精神病治療の3段階・・・物理構造, 医師の使命, 看護師の看護態度, 患者の達成目標および各段階の精神病理

	Ⅰ期	Ⅱ期	Ⅲ期
A. 物理構造・施設, 器機, 設備	安全と即応性および近接性を保障する構造と器機;隔離室に準じた個室が最適。双方向性のコミュニケーションが保障される(音声モニター等)装置。画像モニター。バイタルリスク(衰弱, 合併症, 自殺のおそれ)に心肺モニター設置のあるPICU。安全に抑制できる器具とベッド。	内錠可能な個室(安全感の保障)。遮光カーテン(昼光と熟睡の保障)。自殺予防の仕組み(便所の工夫, 加重落下式カーテン, ドア金具の工夫)。床材をソフトにする(コルク等)。	4床室と個室(半々くらいの割合で)。食堂といわゆるデイルームを別にする。外部と交流可能な設計。院外エージェントを交えた作戦会議室が必要。生活設計のために, 地域での利用可能な資源に関する資料・情報が入手可能。病室・病棟というよりも再社会化キャンプ(ソーシャル・センター)の機能。
B. 医師のポジションとタスク	密着, 近接(匂いのわかる距離まで)。時間ごと, 毎分の変化を追う。患者の状況を素早く看護師陣に伝達。安全な睡眠を確保する(過鎮静を恐れ過ぎるな)。脱水への手当・輸液など, 身体的コンディションに注意を払う。	病前生活状況と発病への道程の理解。「…だったんですね」と言えるかどうか。「病識」などに惑わされることなく「それは, さぞお困りでしたでしょうね」と言う。密接から距離を置く「見守る」位置。主な話し相手を, 徐々に看護師に委ねていく。	別れと独立への配慮。心細さをよく理解する。困ったら力になるという保証。退院後の生活設計の大まかな部分を作成。細部の実行計画は専門職に委ねる。医師のポジションは「外野」と思う。
C. 看護師の仕事・態度	全面的介入。「死なせないぞ」「できないことは, 全部やってあげる」という態度が基本。シャワー, 入浴全面介助。相手が話せなくても(昏迷)こちらからは, 話しかけ続ける。名前で呼びかける。少しでもできそうになった日常動作は少しずつ自力で。	安静・安全の確保。快適環境の維持。周囲からの侵入(物理的にも, 心理的にも)を恐れるから「私たちが守ってあげる」という意思を明確に示す。できることはゆっくりでよいから自分でやってもらう。「手を引いてあげる」から「後ろから見守る」へ。ウトウトした状態で, 病気前の苦労話を十分に聞き出す。こちらからは「そう, 大変でしたね」と相づちを打つ程度にとどめる。	病院内看護としての任務はほぼ終了している。病棟内での動作振る舞いを援助しようとしない, 面倒は見ないという決心。病棟外のエージェント(保健師, PSW, 学校, 職場, 医療福祉関係機関, その他), 家族等とのネットワーク作成が主任務。それが出来上がれば, 病院内看護師は不要となる。
D. 患者のタスク(自律性)達成目標・1	食事の自立:常食でなくても。排泄が自力で可能となる。入浴・シャワー, 洗面は看護師の手伝いででき始める。夜は眠る…(薬物による)強制的睡眠でよい。	日常生活動作は, ゆっくりでも自力で。朝寝と午前中の眠気を, 安心してたっぷり享受する。甘いものを欲しくなることも遠慮なく食べる。睡眠時間の延長と体重の増加が目安となる。看護師と仲良くなる。「助けられた」という実感の確認を得る。	多少のおっくうさが残るが, 日常動作は自力で可能。食事量も病前とほぼ同じか, 多少増加。8時間以上の睡眠が取れる(病前の睡眠時間が何時間あっても)。
E. 患者のタスク(社会性)達成目標・2	言語コミュニケーションの回復:二言三言で意思伝達できればよい。言葉に集中できる時間は, せいぜい10秒くらいでも。衝動のコントロール, 敵意の制御:直接的暴力はしない。今いる現状について, 病院・医師・看護師などの大まかな理解。	自己の領域を侵犯されることへの恐怖感が強い→安全への希求。他人に気を遣うことに大変疲労する, そのくせ他人への過剰な同情・思い入れをしがちである。他者の世話をしたがり, 看護師に八つ当たりする傾向にあり, 自ら気づいて自己制御することを覚える。「私は私, ひとはひと」の体得。	旅立ちへの心構え。孤独感・孤独感が強まることを予測する。困ったときにどうするか, 病院内に信じられる相談先を見つける。入院に至った経緯を回顧し, 人間関係を再構築するつもりになる。退院後に自分を取り巻くであろうエージェントと仲良くなる。困ったときの駆け込み先として病院を理解する。
F. 病理の読み取り	意思はあるが, 表現できない。言語も動作も不能。動けない恐怖(目覚めているのに金縛り」のよう)。恐怖と無動の相乗効果→恐怖が恐怖を呼ぶ。記憶の回路が妄想回路に変じ, 記憶への参照が妄想解釈を呼び出してしまう。動けないことにより, フィードバックが途絶し, 知覚過敏から幻覚の発生に至る。「現在」が成立しない。	「現在」の回復と他人との交流の再開。自発運動の回復に伴うフィードバック回路の回復。少しの動作・行為の組み立てでひどく疲労する。行為の頓挫・未完成。	別れと独立に伴う不安。精神病後うつ病の可能性。不安のない人ほど再発しやすい。「大丈夫, ダイジョウブ」→3日で再発。「ダイジョウブかな?」「ダイジョウブ, 大丈夫」という会話が正解。

(計見一雄:急場のリアリティ. 医療文化社, 東京, 2010 より一部改変)

Ⅴ. 精神科救急医療施設への入院基準

　1987（昭和62）年の精神保健法制定以来，わが国では，精神科への入院形態は，自発入院としては任意入院，非自発入院としては，措置入院とその緊急形態としての緊急措置入院，医療保護入院とその緊急形態としての応急入院の計5種類が規定されている。

　2013（平成25）年の精神保健福祉法改正では，保護者制度が廃止され，当事者家族の法的・心理的負担が軽減された反面，医療保護入院の同意者は「家族等」とやや曖昧な形になった。実質的には民法上の扶養義務者ないし後見人と同義であるが，優先順位が定められていないため，家族等の間で意見の相違があった場合，その調整は，事実上，医療現場に任されることとなった。医療保護入院が，公権力の権限（parens patriae power：国親的保護権限）を委託された精神保健指定医による強制入院であることを，行政も医療も再認識すべきである。

　また，市区町村長による同意（以下「首長同意」と略記）の規定が狭められ，判断能力のある家族等が存在する限り，その全員が「入院はさせたいが，同意はしたくない」と意思表示した場合，首長同意による医療保護入院はできないこととなった。このため，救急医療の現場では，必要な入院医療の提供が遅れたり，あるいは，緊急措置入院が代償的に増加する可能性がある。

　さらに，2013年改正では，入院の同意者が入院後に同意を撤回しても，直ちに医療保護入院を終了させる必要はないことが国から提示され，退院を希望する場合には，入院に同意した「家族等」が精神医療審査会に退院を請求する手続きを踏むことが必要となった。

　一方，医療保護入院の入院期間は原則1年以内とされ，退院促進のための諸規定（入院予定期間の明示，退院後生活環境相談員の任命，医療保護入院者退院支援委員会の開催など）が新設された。

　医療保護入院については，代諾同意や権利擁護などをめぐって，従来から議論があった。今後も，公的保護者制度や代弁者制度，それに，長期在院が容認される「重度かつ慢性患者」の診断基準など，検討課題がいくつか残されている。

　本ガイドラインでは，こうした経緯を踏まえ，インフォームドコンセントを分水嶺として，まず入院形態を「自発入院」と「非自発入院」に二分する。次いで非自発入院の判断基準を包括的に示し，さらに入院形態別の下位基準を示す。非自発入院の包括的基準は，国の研究費を受けて本学会が行った研究の成果（「重度かつ急性患者」の診断基準）を改変したものである[1]。「精

神科への入院を安易な問題解決の手段にしない」「精神科病棟を収容施設から治療施設に変える」という本学会の創設理念を実現するための基準でもある。

1．自発入院（任意入院）の判断基準

1）精神疾患に罹患していると診断される。
2）入院治療が最適の治療形態と判断される。
3）入院治療についてインフォームドコンセントが成立する。

2．非自発入院の判断基準

1）精神保健福祉法が規定する精神障害と診断される。
2）上記の精神障害のために判断能力が著しく低下した病態にある（精神病状態，重症の躁状態またはうつ状態，せん妄状態など）。
3）この病態のために，社会生活上，自他に不利益となる事態が生じている。
4）医学的介入なしには，この事態が遷延ないし悪化する可能性が高い。
5）医学的介入によって，この事態の改善が期待される。
6）入院治療以外に医学的な介入の手段がない。
7）入院治療についてインフォームドコンセントが成立しない。

1）医療保護入院の判断基準
（1）非自発入院の診断基準をすべて満たす。
（2）措置入院・緊急措置入院には該当しない。
（3）判断能力のある家族等（扶養義務者や後見人等）の入院同意がある。
（4）判断能力のある家族等がいない場合は，市区町村長の同意でもよい。

2）応急入院の判断基準
（1）非自発入院の診断基準をすべて満たす。
（2）措置入院・緊急措置入院には該当しない。
（3）判断能力のある家族等の存在に関する情報がない。
（4）もしくは，判断能力のある家族等の存在は確実だが，連絡がとれない。

3）措置入院の判断基準
（1）非自発入院の診断基準をすべて満たす。
（2）この病態のために，自他を傷つける行為に及んだか，もしくは及ぶ可能性が高い。

　自他を傷つける行為とは以下のようなものを指す（このうちⅰ）は措置入院の絶対適応，その他は程度や状況による相対適応。自殺の意思確認については，第5章を参照）。保健所への通報や行政による措置診察の要否判断に際しても，これらの事項が考慮されるべきである。
　① 自傷行為
　　ⅰ）致死性の高い自殺企図
　　ⅱ）致死性が高いとはいえない自殺企図
　　ⅲ）自殺の意思表示行動
　　ⅳ）自殺の言語的意思表示
　② 他害行為（未遂を含む）
　　ⅰ）身体的損傷を伴う対人暴力
　　ⅱ）前記以外の対人暴力
　　ⅲ）器物破損
　　ⅳ）その他の触法行為相当の他害行為
　　ⅴ）触法行為以外の他害行為・迷惑行為

4）緊急措置入院の判断基準
（1）措置入院の基準を満たす。
（2）病状が重度かつ急性のため，法定の措置入院手続きを遂行していたのでは，治療の開始が著しく遅れ，医学的に不利益を招く可能性が高い。

　精神科救急医療施設への入院が認められるためには，以上の基準を満たすことがカルテに明記されていなければならない。

Ⅵ. インフォームドコンセント

1．インフォームドコンセントの成立要件

　インフォームドコンセントは，外科手術などの治療に際して，治療者がリスクや代替医療（alternative medicine）も含む十分な情報を患者に提供し，

患者が自由意思（voluntariness）に基づいてこれらの情報を理解した上で，治療に同意することを指し示す．現在では，外科手術に限らず，すべての医療行為に際して，このプロセスが求められている．

　ただし，提供された情報を理解し意思決定する判断能力が患者に備わっていること（competency）が必要条件となる．このため，意識障害患者や幼少患者，それに重度の精神疾患患者については，インフォームドコンセントの成立が困難とされ，家族などが代わりに同意を付与することとされてきた．また，緊急避難的な救命行為などについては，事後説明でよいとされている．

2．告知義務

　精神保健福祉法や関連法規は，非自発入院や行動制限を容認する代わりに，精神保健指定医をはじめとする医療者に対して，患者に口頭で説明の上，書面で告知する義務を課している．このため，定型文に近い告知文書が全国に流布している．

　しかし，こうした告知は，形式的な説明行為に過ぎず，臨床的にはあまり意味がないとする意見が従来からあった．精神科救急医療においては，入院や行動制限の告知書を破り捨てることによって抗議の意思表示をする患者も珍しくはない．

　形式的告知への批判に対して，本学会は，「患者の判断能力は，病状に応じて刻々に変化するものであり，それを見極め，説明の仕方を工夫するのも専門家の技能に含まれる」との立場に立つ．不本意な非自発入院に至った患者からは，行動制限に限らず，検査や服薬，病棟ルールの遵守など，あらゆる場面で説明を求められる可能性がある．それらへの対応は，疾患や病状の説明を前提にすることが多いため，疾病理解のための心理教育や治療関係構築のための精神療法という側面があることを忘れてはならない．

3．精神科救急医療におけるインフォームドコンセント

　以上のような観点から，本学会は，精神科救急医療におけるインフォームドコンセントについて，以下のような指針を提示する．

（1）精神科救急医療において，患者の判断能力に著しい低下が認められる場合，医療者は，家族等のインフォームドコンセントに基づいて医療行為を行わなくてはならない．
（2）患者の判断能力に低下があったとしても，医療者は，回復の水準に応

じて，患者のインフォームドコンセントに基づく医療の提供に努めなくてはならない。
（3）医療者は，非自発入院や行動制限の告知に際して，所定の書面等による告知にとどまらず，患者の判断能力や医療への信頼度を評価しつつ，告知内容の説明に努めなくてはならない。

参考文献・資料

1) 西山　詮：精神保健法の鑑定と審査―指定医のための理論と実際，改訂第2版．新興医学出版社，東京，1991
2) 平田豊明，杉山直也，澤　温，他：平成26年度厚生科学研究費補助金障害者対策総合研究事業（精神障害分野）「精神障害者の重症度判定及び重症患者の治療体制等に関する研究」総括・分担研究報告書（研究代表者：安西信雄）．pp81-114，2015
3) 厚生労働省：精神科救急医療体制に関する検討会報告書．2011
4) 厚生労働省：良質かつ適切な精神障害者に対する医療の提供を確保するための指針．2014
5) 厚生労働省：長期入院精神障害者の地域移行に向けた具体的方策の今後の方向性．2014
6) 埼玉県精神保健福祉センター：精神医療相談窓口および精神科救急情報センターの実施体制に関する調査．平成24年度障害者総合福祉推進事業，2013
7) 平田豊明，伊豫雅臣，杉山直也：日本精神科救急学会：今後の精神科救急医療に向けた提言．精神科救急 16：巻頭，2013
8) 杉山直也，塚本哲司，平田豊明，他：平成21年度障害者保健福祉推進事業（障害者自立支援調査研究プロジェクト）「精神科救急医療の機能評価と質的強化に関する研究」報告書．2010
9) 計見一雄：精神救急ハンドブック―精神科救急病棟の作り方と使い方，改訂版．新興医学出版社，東京，2005
10) 計見一雄：急場のリアリティー救急精神科の精神病理と精神療法．医療文化社，東京，2010
11) 平田豊明，杉山直也，澤　温，他：平成25年度厚生科学研究費補助金障害者対策総合研究事業（精神障害分野）「精神障害者の重症度判定及び重症患者の治療体制等に関する研究」総括・分担研究報告書（研究代表者：安西信雄）．pp25-65，2014

第2章

受診前相談

Ⅰ. 精神科救急情報センター（精神医療相談窓口）概論

Ⅱ. 精神科救急情報センター（精神医療相談窓口）における対応の基本

第2章 受診前相談

はじめに

　本学会では 2003（平成 15）年より本書『精神科救急医療ガイドライン』を発行し，今回 2 回目の改訂であるが，初めて「受診前相談」を章立てすることとなった。従来，精神科救急の始点のほとんどは電話相談であり，対応によってはその後の経過や結果，予後にも影響するため，状況把握，情報伝達，傾聴・助言等の技術は極めて重要であることが学会内外でしばしば議論されてきた。

　一般に医療とは医師による診療行為を前提とし，「医療提供側の診療義務／請求権」と「受療側の受療権利／支払義務」を伴う民法上の契約行為とみなされ，例えば一般身体医療の領域では，主に救急隊活動を中心とする病院に至る前のアクセスに関しては，「病院前救護（プレホスピタル・ケア）」と呼ばれ，「医療」の名称は使用されていない。しかしながら，救急医療において行政事業として運用される病院前救護の社会的重要性は大きく，医療における診療契約上の責任とは別に，当然ながら大きな責任を伴っている。

　精神科救急医療における同様の病院前行政活動としては，一般的な救急隊活動や警察活動とそれに連動する 23 条通報（精神保健及び精神障害者福祉に関する法律〔精神保健福祉法〕第 23 条）を中心とした精神保健福祉行政活動のほか，都道府県での精神科救急医療体制整備事業として運用される電話相談窓口（精神科救急情報センターと精神医療相談窓口）がある。またそれら行政活動以外にも，地域の基幹病院（常時対応型）や各当番病院（病院群輪番型）が直接問い合わせを受ける電話相談，いのちの電話や相談支援事業所などが行う関連活動等，アクセス先としては多様なものが存在している。

　本学会では，2012（平成 24）年 12 月 18 日に「今後の精神科救急医療に向けた提言」を発表し，この病院前の領域について「精神科プレホスピタル・ケア」として「地域の関係機関によるネットワークを基盤とした，精神科救急医療圏域ごとの実効的なプレホスピタル・ケア体制の整備」を求めている。

今回，ガイドラインの改訂にあたり，提言の趣旨を踏まえて，こうした活動について新たに「受診前相談」として標準的な体制，対応技術等について整理する運びとなった。適切な受診行動を導き，適正で効率的な搬送先選定が行われるよう，さまざまな評価・対応の仕方を推奨し，精神科救急医療における受診前相談担当者のスキルアップを目的としている。本指針が活用され，それぞれの地域や組織で良好な精神科救急医療体制の運営と相談者への対応が行われるよう期待するものである。

本ガイドラインを使用するにあたっての留意事項

なお，本ガイドラインの内容は，必ずしも好ましい結果を保証するというものではなく，また，現場における判断は常に個別的であることに注意されたい。実際の相談場面に際しては現場の判断が優先されるべきである。本指針に関して，いかなる原因で生じた障害，損失，損害に対しても筆者らは免責される。

I. 精神科救急情報センター（精神医療相談窓口）概論

1．精神科救急医療体制における精神科救急情報センター（精神医療相談窓口）の役割

精神科救急医療体制整備事業は，緊急な医療を必要とするすべての精神障害者等が，迅速かつ適正な医療を受けられるように，都道府県または指定都市が，精神科救急医療体制を確保することを目的として実施されている。都道府県の精神科救急医療体制整備の努力義務は，2012（平成24）年4月1日に施行された精神保健福祉法の一部改正によって法内に規定された。

精神科救急医療体制整備事業の実施要綱によれば，
① 精神医療相談窓口は，特に休日，夜間における精神障害者および家族等からの相談に対応し，精神障害者の疾病の重篤化を軽減する観点から，精神障害者等の症状の緩和が図れるよう適切に対応するとともに，必要に応じて医療機関の紹介や受診指導を行う。
② 精神科救急情報センターは，身体疾患を合併している者も含め，緊急な医療を必要とする精神障害者等の搬送先となる医療機関との円滑な連絡調整を行う。

とされている。
しかしながら，実際の精神医療相談窓口と精神科救急情報センターの機能

の違いについては不明確であり，かつ都道府県ごとにその運用が異なっていることから，本学会ではこれらを「受診前相談」として位置づけ，多様なニーズに対応できるよう，精神科救急医療圏域ごとの地域のネットワークを基盤とした実効的な体制構築を提言している。

2．受診前相談の目的

1）トリアージ（triage）
精神科救急医療の対象となる事例を的確に選別し，適切な医療機関を紹介する。

2）地域生活支援
精神障害者やその家族等からのクライシスコールを受け，問題への対応について助言することにより，相談者の不安を軽減させるとともに，緊急性を回避する。

3）受診前相談の役割
受診前相談の役割は，精神障害者の地域生活を支援することであり，単にその場の問題解決を支援することにとどまらず，相談者の問題対処能力を高めるよう対応することが求められる。この対応こそが精神科救急事例を減らすことにつながる。

4）受診前相談の可能性
受診前相談においては，以下のような副次的可能性をも見据えた取組みが求められる。

（1）自殺予防対策への寄与

受診前相談には，希死念慮を訴える相談が散見される。これら事例の自殺切迫度を的確に評価し，自殺が切迫していると判断された事例に対し速やかに対応することで自殺予防対策に寄与する。

（2）早期介入（精神病未治療期間〔duration of untreated psychosis；DUP〕短縮化）への寄与

精神科未受診事例が受診前相談事業にアクセスすることができれば，DUPを短縮化させる可能性があることが示唆されている。したがってDUP短縮化を推進するために，受診前相談事業へ容易にアクセスできるよう，受診前相談の認知度を高めるための取組みを行う。

（3）精神障害者のアドヒアランス（adherence）向上への寄与

急性増悪に備え，それを回避するということは，精神医療コンシューマー（consumer）にとって，アドヒアランス向上の延長線上にある重要なことと考えられる。受診前相談は，精神科救急医療を必要とする精神障害者へのコーディネート機能のみならず，疾病の増悪を回避することや，疾病からの回復を促進するための支援をも意識した存在であることを目指す。

(4) 家族への疾病教育機能
　受診前相談事業にアクセスした家族に対し適切な助言を行うとともに，疾病，支援サービスや支援制度に関する情報等を提供するなど，既存の精神保健福祉サービスでは不十分な家族支援を補完する。

(5) 地域精神医療にインパクト（impact）を与える
　受診前相談事業において把握されるマクロ救急事例に加え，ミクロ救急事例の把握にも努めることで，自治体内の地域精神医療の実態を明らかにするとともに，課題を見出し改善に取り組む。

(6) 地域精神保健医療福祉従事者へ危機介入に関する知見を還元するという教育的機能
　受診前相談事業において蓄積された危機介入に関する知見を地域精神保健医療福祉従事者に還元することで，「急性増悪に備える」という援助視点を醸成する。

(7) 災害時精神医療体制の基幹的機能
　災害時に自治体内の精神科医療機関の被災状況を把握するとともに，緊急対応の可否について情報を集約し，緊急受診が必要な事例について受診調整を行い，併せて移送手段の確保にも努める。

5）精神科救急医療の対象

　精神科救急医療の対象は，非自発入院治療を要する「急性かつ重症の患者」すなわち「精神疾患による現実検討（reality testing）の損傷と社会的不利益が最近1カ月以内に急速に生じており，改善のために急速な医学的介入が必要かつ有効な患者」，および向精神薬による副作用が急に出現した事例や不安感や焦燥感が著しい事例など，外来治療が最適の選択肢であると判断された事例である。なお，入院基準については第1章Ⅴ節「精神科救急医療施設への入院基準」を参照のこと。

6）実施体制

(1) リスクマネジメント
　受診前相談におけるリスクマネジメントとして，以下のことを推奨する。
　① 対応ガイドラインを整備する。

② 相談電話機のナンバーディスプレイ機能を活用する。
　　③ 相談電話機の録音機能を活用する。
　　④ リスクマネジメントについて検討し，対応手順をあらかじめ定めておく。
（２）広　報
　　① 精神障害者やその家族が，必要な時に受診前相談事業にアクセスできるよう，市町村等の協力を得るなどして，相談電話の電話番号の広報に努めるべきである。
　　② 精神科救急事例を減らすため，精神障害者やその家族が急性増悪時に対処できるよう，あらかじめ備えておくべきスキルを提案する広報媒体を作成し配布する。
（３）業務統計
　　相談事例のデータベース化をすることで，対応に一貫性をもたせることができる。事業評価や説明責任（accountability）を明らかにするためにも，業務統計作業は欠かすことができない。
（４）情報公開
　　説明責任を明らかにするためは，業務実績をホームページ等で公開すべきである。
（５）事業評価
　　① 対応の質を維持するためにも，内部評価（事例レビュー）を定期的に行うべきである。
　　② 外部評価（精神科救急医療体制連絡調整委員会*や他の精神科救急医療体制を検討する会議等）を定期的に受けるべきである。
　　③ 常時対応型施設や病院群輪番型施設等の職員を対象とした事業報告会の開催を推奨する。
（６）他機関等との連携確立
　　機関相互の連携を図るためには，他機関の機能（その限界も含め）やミッション（mission）を理解することが重要である。なお，連携を確立するためには，精神科救急情報センターの相談員が代わっても，事業や支援哲学の継続性・連続性が担保されることが前提となる。
　　① 身体科医療機関および身体科救急医療相談機関と連携する際，精神科医療においては，事例を「疾病性（illness）」と「事例性（caseness）」との２軸から検討するが，「事例性」という視点が身体科医療にはなじ

---

*　精神科救急医療体制整備事業実施要綱の一部改正（平成27年4月24日付障発0424第8号）により，精神科救急医療体制連絡調整委員会において，適正な受診に関する周知および事業の評価・検証を行い，精神科救急医療体制機能の整備を図ることとされた。

みがないことが，身体科医療と精神科医療との間で摩擦を引き起こす大きな要因である。身体科医療機関および身体科救急医療相談機関と連携を図るためには，この点に留意する必要がある。
② 身体科を対象とする救急医療相談機関との相互理解を構築するよう努めるべく，意見交換等を定期的に行うことが望ましい。
③ 身体合併症事例の円滑な医療機関調整が図れるよう，身体科医療機関との相互理解を構築するよう努めることが望ましい。

(7) 受診前相談に従事する相談員

受診前相談に従事する相談員は，精神科救急事例への対応経験が豊かな人材が望ましいことは言うまでもない。しかし，精神科臨床経験の乏しいスタッフで対応しなければならない場合には，バックアップ体制の整備は必須である。いずれにおいても，精神保健指定医等からのコンサルテーションが常時受けられる体制が必要である。

(8) 相談員に求められる知識など
　① 精神症状に関する知識
　② 向精神薬とその副作用に関する知識
　③ 精神科医療機関の特性や機能に関する情報
　④ 近隣都道府県の精神科救急医療体制および精神科医療機関に関する情報
　⑤ 障害福祉サービス事業所等の社会資源に関する知識
　⑥ 身体疾患や検査データ，医学用語に関する知識
　⑦ 社会保障制度に関する知識
　⑧ 関係法令に関する知識
　⑨ 地理感覚

Ⅱ．精神科救急情報センター（精神医療相談窓口）における対応の基本

1．トリアージ（triage）

1）基本的な考え方

精神科救急医療におけるトリアージ（triage）では，事例を「疾病性（illness）」と「事例性（caseness）」との2軸から検討する必要がある。「疾病性」とは医学的な重症度であり，「事例性」とは精神疾患によって社会生活上自他に深刻な不利益をもたらす行動である。これらを勘案し精神科救急事例か，または通常の精神保健医療福祉サービスで対応すべき事例かを判断する。

なお，警察官や救急隊員が関与することで，時に「事例性」が引き上げられてしまうことがあるので，留意する必要がある。

2）トリアージ（triage）における原則
（1）時間を意識する。短時間（おおむね 10 分間）で，精神科救急事例か否かを判断する。
（2）身体疾患の存在を常に意識する。
（3）疑われる疾患は，意識障害・器質性疾患・精神病・心因性疾患の順に除外する。
（4）司法的問題（違法薬物の使用や不法在留等）がないかを判断する。
（5）要入院治療か外来受診で帰宅させられるかを判断できない事例については，非自発入院をも想定した医療機関調整を行う。

3）対　応
（1）対応の原則
　①　受診前相談においては，相談者を受容，共感しようと努めつつも，精神科救急医療対象事例か否かを判断するために必要な事項について積極的に質問する。
　②　精神科救急医療体制は，限られた医療資源から捻出されているものであり，精神科救急医療をコンビニエンス（convenience）のものにし過ぎるべきではないという価値観を堅持する。
　③　精神科救急事例は本人以外の者から受診前相談にアクセスされる場合が主であり，時に本人の意向等が無視されがちである。受診前相談は本人にとって最善の対応を目指さなければならない。
（2）受容，共感をする
　①　相談者と相談担当者は，対等な立場であることを常に意識する。
　②　相談者のありのままの姿をそのまま受容する。
　③　相談者を，善悪や常識，相談担当者の価値観で評価しない。
　④　常識を振りかざしたり，あるべき論を展開しない。
　⑤　早合点しない。
　⑥　相談者を理解しようと努力する。
　⑦　所属機関の機能の限界を認識する。
（3）既存の精神保健福祉サービスを補完する
　相談者が持ち合わせていない，疾患，障害福祉サービス，社会保障制度に関する情報を提供する。

4）アセスメント
(1) 基本情報の収集
　① 年齢（生年月日）・性別
　② 家族構成（家族負因の有無）
　③ 職業
　④ 既往症（精神疾患・身体疾患）
　⑤ 現病歴
　　ⅰ）精神症状発現時期
　　ⅱ）ストレス要因の同定
　　ⅲ）現在の治療状況（疾患名・処方）
　⑥ 現在の症状（起こったエピソード）と併せて自傷他害の可能性
　⑦ 本人が今何をしているのかを確認する
　⑧ 現実検討能力ないし判断能力
　⑨ 違法薬物使用歴の有無
　⑩ バイタルサインと身体状況
　⑪ 食事量を確認する
　⑫ 睡眠障害について確認する
　⑬ 保清について確認する
　⑭ 飲酒の有無
　⑮ 精神科治療に対する本人の同意の有無
　⑯ 精神科治療に対する家族（後見人）等の考え
　⑰ 経済状況（医療費の支払いが困難であることから，受入れ医療機関を選定することが困難となる場合がある。医師法の規定＊に鑑みれば，医療費の支払いが困難であることを理由に，受入れを拒むことはできない。しかし，このような事例については，現実として受入れ医療機関は限定される）
　⑱ 健康保険加入状況
　⑲ 安全に搬送することができるかを確認する
　⑳ 受診に同伴する家族等
(2) 初発事例
　初発事例にあっては，時に混乱状況下にある相談者や本人から，鑑別に資する情報を収集することが求められる。
　さらに初発事例においては，本人や相談者の精神科治療に対する不安等の

＊　医師法第19条第1項：診療に従事する医師は，診察治療の求があつた場合には，正当な事由がなければ，これを拒んではならない。

軽減にも十分配慮すべきである。治療の必要性について十分説明し，本人の任意に基づく精神科受診を目指す。この対応こそが，今後の精神科医療への信頼や受療行動に大きな影響を与える。
　① 発育状況
　② 対人関係特性
　③ 教育歴（成績）および学校生活への適応状況
　④ 職業歴および社会適応状況
　⑤ 前駆症状の発現時期の同定
　⑥ これまでの対応状況（相談歴）
（3）急性発症事例
　明確な前駆症状が確認できない事例については，器質性疾患等を除外するため慎重なトリアージが求められる。トリアージで器質性疾患の存在が否定できない場合には，器質性疾患の検索を優先する。
　① 感冒様エピソードの前駆
　② バイタルサインの異常（37.5℃以上の発熱，90％以下のSpO_2低下など）
　③ 明確な身体所見（著明なるい痩，疼痛，麻痺，失行等）
　また，急性発症事例については違法薬物の使用の有無についても確認が必要である。
（4）再発・医療中断事例
　① 再発事例においては，「再発」に至ってしまった要因を把握する
　② 医療中断事例においては，「医療中断」となった要因を把握する
　③ 家族等の疾病理解度や支援力を評価する
（5）高齢者事例
　高齢者事例において精神科救急医療の主な対象となるのは，
　① 認知症における周辺症状（behavioral and psychological symptoms of dementia；BPSD）：認知症に伴う，幻覚妄想，攻撃的言動により事例化することが多い
　② Lewy小体型認知症（dementia with Lewy bodies；DLB）：認知症の存在（早期には目立たないことがある）に加え，認知の変動（日中は問題ないのに，夜になると家族がわからなくなる），幻視，転倒を繰り返すなどが典型例である
　③ 気分障害
である。高齢者事例においては身体合併症を有することが多く，身体科治療の必要性についての確認が必要である。
　また，高齢者施設に入所中の場合には，所期治療終了後の再入所の可否に

ついて確認が必要である。

なお，わが国において高齢者の認知機能をスクリーニングする場合，HDS-R[*1]とMMSE[*2]が最もよく用いられている検査法である。

(6) 児童・思春期事例

児童・思春期事例において，緊急受診を依頼してくるのは保護者や教師等の大人からであることから，子どもの訴えを的確に把握するよう努めるべきである。

しかし，子どもは自らの内面の感情や考えを言語化する能力が大人に比べ乏しいため，行動面や身体面の症状として表す傾向があることに留意する必要がある。また，思春期は大人や権威といったことに対する反発心を抱きやすい点にも留意すべきである。

児童・思春期の精神科救急事例としては，
① 統合失調症の発症による錯乱や精神運動興奮
② 躁状態（双極性障害）による精神運動興奮
③ 物質乱用による急性中毒症状・離脱症状
④ 各種のパニック（特に広汎性発達障害などの発達障害を背景にもつもの）
⑤ 危険な行動（示威的な行動や解離性の行動を含む）
⑥ 深刻な希死念慮の訴え
⑦ 自傷行為や自殺企図の救命後

があげられる。さらに，
⑧ 深刻な触法行為や犯罪をなした子ども
⑨ 深刻な家庭内暴力や校内（対教師・対生徒）暴力をなした子ども

については，背景に精神病性の症状や急性薬物中毒による意識混濁などが認められることがあることから，精神医学的アセスメントが必要となる場合がある。

⑩ 深刻な事件・事故の被害にあった子ども（死別の体験を含む）
⑪ 深刻な事件・事故に遭遇した，目撃した子ども

については，深刻な心の傷を負っていることが多いため，精神科救急医療の介入が必要となる場合がある。

⑫ 虐待を受けている子ども

については，身体的な救急医療が必要な被虐待児には精神科救急医療の介入

[*1] 改訂長谷川式簡易知能評価スケール：30点満点で20点以下を認知機能障害ありとした場合に，最も高い弁別性を示す。なお，得点による重症度分類は行われていないので注意を要する。
[*2] mini-mental state examination：30点満点で24点以上を正常，23点以下で認知機能低下が疑われ，20点未満で中等度の認知低下，10点未満では高度の知能低下と判定される。

が必要と考えるべきであろう。
　児童・思春期事例のトリアージにおいては，
　① 乳幼児健診で問題を指摘されたことはあるか（健診で指摘されるような発達の遅れの有無の確認）
　② 幼少期はどのような子であったか（気質や性格傾向）
　③ こだわりや多動はあったか（大まかな発達の偏りの有無）
　④ 学校生活は問題なかったか（不登校や集団適応不良を来すような対人交流や社会性の障害，学業不振などの有無）
を確認する。併せて，
　⑤ 家庭環境について確認する。
　⑥ 親権者を確認する。
　⑦ 保護者それぞれの意向を確認する。
　⑧ 学校や児童相談所などの福祉機関などが関与している場合には支援方針等を確認する。

（7） 身体合併症事例

　トリアージにおいて身体合併症の有無を確認することは必須である。必要に応じて医師のコンサルテーションを求めるべきである。
　精神科救急医療施設の多くが精神科単科医療施設であることから，身体合併症の存在が確認された場合は，精神疾患の重症度と身体的重症度を検討し医療機関を選定することとなる。医療機関の選定にあたっては，以下に示す松岡らの「精神・身体合併症：実践的トリアージ（試案）」が参考となる。
　① 精神疾患の重症度が非自発入院治療レベルで，かつ身体的重症度が二・五～三次救急レベル
　　→身体科救急へ
　② 精神疾患の重症度が非自発入院治療レベルで，かつ身体的重症度が一～二次救急レベル
　　精神科医で対応可能な場合→精神科病院へ→後日，転院等を検討
　　身体科医の対応が必要な場合→身体科治療後に精神科病院（縦列モデル）or 総合病院（並列モデル）
　③ 精神疾患の重症度が非自発入院治療レベルで，かつ身体的重症度が非救急レベル
　　精神症状が落ち着くまで待てる→精神科病院→後日，転院等を検討
　　精神症状が落ち着くまで待てない→総合病院（並列モデル）
　④ 精神疾患の重症度が非自発入院治療レベルで，かつ身体鑑別が必要
　　身体疾患の可能性が低い→精神科病院→後日，転院等を検討
　　身体疾患の可能性が高い→総合病院（並列モデル）

⑤ 精神疾患の重症度が非自発入院治療レベルで，身体既往症が判明
→精神科病院 or 総合病院（並列モデル）
(8) 物質依存事例
① 物質使用による急性中毒
意識レベルにより対応を検討する。昏睡状態（Japan Coma Scale〔JCS〕意識レベルⅢ）であれば救命処置を優先する。
② せん妄を伴うアルコール離脱状態については，速やかに医療機関調整を行う。
③ 違法物質使用による精神病性障害
違法物質使用事例について警察官が関与している場合には，精神病性障害の改善といった所期治療終了後の司法対応について確認する。
違法薬物の使用が疑われ警察官が関与している場合には，入院後の尿中物質検査や証拠保全手続きについて確認する。
④ 依存対象物質の使用に関連した社会的問題（暴力・威嚇・無銭飲食等）を精神科医療における直接の治療対象とすべきではない。
(9) 希死念慮を訴える事例
希死念慮が認められる事例については，自殺の切迫度をアセスメントする。自殺リスク項目を以下に列挙する。
① 精神疾患の有無。統合失調症，うつ病，物質依存，摂食障害は自殺リスクが高い。
② 身体疾患の有無。進行性疾患，難治性疾患，終末期の身体疾患は自殺リスクが高い。
③ 自傷・自殺企図歴の有無。致死的企図歴，1カ月以内に頻回な企図，自傷のエスカレートが認められた場合は自殺リスクが高い。
④ 自殺の手段を考えているかを確認する。致死的手段を考えている場合には自殺リスクが高い。
⑤ 自殺の準備をしているかを確認する。致死的手段を準備していたり，遺書等を用意している場合には自殺リスクが高い。
⑥ 飲酒・薬物乱用。酩酊や過量服薬している場合には自殺リスクが高い。
⑦ 他者を巻き込むことを考えている場合には，自殺リスクが高い。
⑧ 家族・知人等がいない，または非協力的な場合には自殺リスクが高い。
⑨ 支援を求めている，もしくは支援を求めても得られない場合には自殺リスクが高い。
⑩ 経済状況について，困窮・借金・失業している場合には自殺リスクが高い。
⑪ 自死遺族の場合，自殺リスクが高い。

⑫ 精神科病院退院後1カ月以内の場合，自殺リスクが高い。
⑬ 自殺に関する発言。「即実行する」と訴えている場合には自殺リスクが高い。
⑭ 自殺意思の修正が不可能な場合，自殺リスクが高い。

　自殺リスクのアセスメントについては，Saitama Suicide Intervention Scale & Guideline（SSISG）を参照されたい（資料，p42～49）。

　自殺が切迫していると判断される場合には，相談者の了解が得られなくても警察等に通報し，安全を確保すべきとされている。

　「致死的な手段を具体的に考え，準備しており」「即時の自殺企図を明言して」「電話でのやり取りによっても自殺意思の修正が利かない」事例，もしくは「致死的な手段を具体的に考え，準備しており」かつ「酩酊・過量服薬している」事例については自殺が切迫していると判断し，相談者の個人情報を聴取した上で警察等に通報すべきである。

(10) 過量服薬事例

　過量服薬事例については，医師のコンサルテーションを求めるべきである。身体科医療機関での処置が終了した事例について，精神科医療機関の調整を依頼された場合についても，医師のコンサルテーションを求めるべきである。

2．精神科救急事例への対応

1）治療の連続性およびリスク軽減に努める

　医療機関の選定にあたっては，治療の連続性およびリスク軽減に配慮し，第一に通院先医療機関に，第二に受診歴のある医療機関に受入れを依頼する。しかし，マクロ救急医療体制においては必ずしもそのような医療機関選定はできない。そこで可能な限り治療歴のある医療機関から治療状況を聴取するよう努力する。身体疾患の治療状況について同様であることは言うまでもない。

　なお，医療機関に治療状況を照会した際に，個人情報の保護に関する法律（個人情報保護法）を根拠に当該患者情報の提供を拒否される場合がある。しかし「人の生命，身体又は財産の保護のために必要がある場合であつて，本人の同意を得ることが困難であるとき」（同法第23条第1項の2）は情報提供制限の除外とされている旨を説明し協力を得るよう努める。

2）家族の意向を確認する

　医療保護入院が想定される事例について医療機関の調整を行うにあたっては，可能な限り複数名の扶養義務者から入院治療に対する意向を確認するこ

とが望ましい。

3）搬送に関して

　非自発的受診が要すると想定される事例では，精神科医療機関まで安全に搬送できるのかを見立てる必要がある。

3．非精神科救急事例への対応

　トリアージの結果，非精神科救急事例と判断した事例については，対応方法の助言や情報を提供するなどし，相談者の不安を軽減させるとともに緊急性を回避する。なお，単にその場の問題解決を支援することにとどまらず，相談者の問題対処能力を高めるように対応することが求められる。この対応こそが，精神科救急事例を減らすことにつながる。

　非精神科救急事例においては精神科医療への依存が極めて高い事例，すなわち「医療で対処すべきでない問題」までも精神科医療にその解決を求める事例が散見される。必要以上に精神科医療への依存度が高いことが，結果として地域生活を困難なものとしているのかもしれない。このような事例を生み出している背景として，相談員が「医療で対処すべきでない問題」についても，相談者に対して安易に「主治医に相談するよう」助言するなど，相談員自身がもつ精神科医療への高い依存性があるのかもしれない。

4．頻回相談事例への対応（頻回相談事例化を防ぐ）

　精神障害者の地域生活支援のキーワードになり得る概念として，「ネガティブ・ケイパビリティ（negative capability）」を提唱したい。ネガティブ・ケイパビリティとは「不確実なものや未解決なものを受容する力」を意味する。また「不確実な状況の中で，わずかな希望をみつけるとともに，その希望をたぐり寄せ掴む力」をも意味する。ネガティブ・ケイパビリティを高めることは，精神障害者の地域生活支援における課題として重視されるべき点であろう。

●資 料

埼玉県精神科救急情報センター
自殺予告事例対応ガイドライン（SSIG ※）

※ SSIG：Saitama Suicide Intervention Guideline

Ⅰ　切迫した自殺予告事例への対応について

　精神科救急情報センター（以下，情報センターと略）の精神科救急電話においては，「これから死にます」等自殺を予告する事例が散見される。このような事例については，自殺予告事例の切迫度を的確に判断する必要があることから，『自殺リスクアセスメントシート』（以下，シート）を用いて見立てをし，切迫した自殺予告事例については，情報センターから警察等へ躊躇することなく通報すべきである。

　なお，切迫した自殺予告事例については，自殺防止の観点から『精神科救急電話対応ガイドライン』の「短時間（概ね 10 分以内）に結論を出す」という留意事項にとらわれることなく対応すること。

Ⅱ　自殺リスクアセスメントシートについて

①　使用目的
　　このシートは，警察等に通報する必要がある，自殺が切迫した事例を抽出するためのアセスメントツールである。
②　対　象
　　「本人」からの相談事例で，かつ「希死念慮を訴える」事例すべてにシートを使用する。
③　リスク評価・判断
　　リスクの判断に迷った場合には，リスクの高い方を選択する。また，リスクが低いと判断されれば，アセスメントシートの質問項目をすべて確認する必要はない。
④　保　管
　　シートは記入後，『電話受付・連絡票』にホッチキス留めし保管する。

Ⅲ　自殺リスクアセスメントシートの記入について

【1　精神疾患】
　精神疾患の内，統合失調症，うつ病，薬物依存，アルコール依存，摂食障害については，自殺リスクが「高い」にチェックする。
　それら以外の精神疾患の治療歴がある場合については「あり」にチェックする。

治療状況（病名，退院直後等）については，記入欄の【16　精神科治療歴】に記載する。

【2　身体疾患】
　進行性疾患，難治性疾患，終末期の重篤な身体疾患の有無について確認し，病名が判明している場合は（　）内に記載する。
　癌や難病等の疾患は，人生の価値観の急激な変化を求められたり，将来の希望が持てなくなるなど，「人生を終わらせてしまいたい」という感情を引き起こすことがあり，自殺リスクを高める因子となる。

【3　自傷・自殺企図歴】
　過去の自傷・自殺企図歴について聴取し，自殺企図手段が生命的危険性の高い場合（縊首・服毒・硫化水素・投身・焼身・割腹等）の場合には，自殺リスクが「高い」にチェックする。
　また，ここ1ヵ月間に頻回な自殺企図歴があった場合には，自殺リスクが「高い」にチェックする。
　さらに，ここ1ヵ月間に自傷行為がエスカレートしていった場合や，自傷行為によっても苦痛が軽減できにくくなっている場合は，自殺リスクが「高い」にチェックする。過去の自傷や企図手段，その実行時期等については，【17　備考】に記載する。

【4　自殺の手段】
　企図手段を考えているか否かについて聴取し，生命的危険性の高い企図手段（縊首・服毒・硫化水素・投身・焼身・割腹等）を考えている場合には，自殺リスクが「高い」にチェックし，その手段を（　）内に記載する。

【5　自殺の準備】
　「縊首するためにロープ等を準備している」，「身辺整理や遺書をしたためている」等について確認する。自殺するための具体的かつ致死的な準備をしている，または遺書や身辺整理をしている場合には，自殺リスクが「高い」にチェックする。詳細については【17　備考】に記載する。

【6　飲酒・薬物乱用】
　本人がアルコール摂取による酩酊状態，もしくは向精神薬等の過量服薬をしていないか確認する。当てはまる場合は自殺リスクが「高い」にチェックをする。上記状態は衝動的な自己破壊行動のリスクが高くなる。

【7　他者を巻き込む可能性】
　本人が無理心中を考えていたり，硫化水素・投身等，他者を巻き込む可能性

の高い企図手段を計画している場合には，危険を回避するためにも通報等の対応を検討するべきである。

【8　家族・知人等】
　本人の側に見守りが可能な家族・知人等がいるのか確認する。家族・知人等が側にいない場合や，側にいても非協力的な場合には自殺リスクが「高い」にチェックする。

【9　支援】
　本人が支援を求めていない場合や，支援を求めているにもかかわらず得られていない場合には，自殺リスクが「高い」にチェックする。本人に援助希求能力がない場合には自殺リスクをより高めるといった知見もあり，注意を要する。

【10　経済状況】
　返済不能な借金（客観的には返済可能と考える借金の額でも，本人はそう捉えていない場合もある）や，失業等の理由により所持金がほとんど無いなど経済状況が困窮している場合には，自殺リスクが「高い」にチェックする。
　特にライフライン（ガス・電気・水道）の供給が止められている場合には，自殺リスクが「高い」にチェックする。

【11　家族・身近な人の死】
　家族や身近な人に関する喪失体験の有無について確認し，本人が自死遺族の場合には自殺リスクが「高い」にチェックする。

【12　自殺に関する発言】
　自殺に関する本人の発言をそのまま記入。
　「今すぐ（数時間以内に）死にます」等，自殺を即実行しようとする発言があった場合は，記載の上「即実行する」にチェックをする。
　また，「人生をやめたい」「死んで詫びる」「死ぬしかない」「自分は役に立たない」「自殺以外に選択肢はない」「今の問題を解決するには自殺しか考えられない」「とにかく楽になりたい」等の発言があった場合にも，自殺リスクが「高い」と考える。疎通がとれない（なげやり，一歩引いた感じ，面倒な感じ）場合も注意が必要である。

【13　自殺意志の修正】
　電話対応によって本人の自殺意志の修正が不可能な場合には，自殺リスクが「高い」にチェックする。また，こちらの説得に対し，いとも簡単に「わかりました」等，表面的な修正にとどまる場合にも注意が必要であり，自殺リスクが「高い」にチェックする。

【14　自殺したい理由】
　「あなたのつらさを知りたいので，自殺したい理由を教えてください」等，自殺したい理由を確認し記載する。
　「リストラされた」「借金が返せない」「家族関係の悪化」といった現在の環境因の他，「自殺した家族の命日だから」「DVを受けている（いた）」「虐待を受けている（いた）」といった過去のエピソードについても注目すること。

【15　本人の様子】
　本人の様子（淡々と話す，沈黙が長い，ため息が多い，泣いている，頑な，投げやり，悲観的，挑戦的，拒絶的等）について記載する。
　※飲酒しているケースについて
　　自殺既遂者の3割，自殺未遂者の4割は飲酒した上で行為に及んでいるとの知見がある。たとえ飲酒していても，疎通が保てている場合には対象事例とみなし対応をすること。

【16　精神科治療歴】
　精神科治療歴がある場合には治療状況について記載する。なお，退院から1ヵ月以内の場合には自殺リスクを高めるとの知見があるので確認すること。

【17　備考】
　その他，特記事項を記入する。

【判断理由・対応】【帰結】
　対応の判断に至った経緯・理由を記載する。
　対応の転帰について記載する。
　時系列に沿った対応記録などの詳細については，『電話受付連絡票』に記載すること。

記載例1）絵首による自殺企図歴あり。現在，梁にロープを吊し絵首を実行しようとしている。本人，淡々と話し自殺意志の修正は不可能。精神科受診歴あり。
　（判断理由・対応）
　→単身。本人の状況から，自殺の実行性も高いため，本人の個人情報を聴取しA警察署へ通報した。
　（帰結）
　→本人宅へA警察臨場。警察官からの連絡があり輪番医療機関調整となる。受診した結果，医療保護入院となった。

記載例2）「死にたい」と泣きながら話す。しかし，具体的な準備等はなく，

「誰も話す友達がいなくて寂しい」等，相談先を求めている。精神科受診歴あり。
（判断理由・対応）
→本人の様子から，切迫度は低いと判断。本人の話を傾聴し，通院先への相談を促した。
（帰結）
→通院先への相談を促した。

記載例３）「今すぐ受診したい」と訴えるも緊急性が高いと判断できなかったことから，他の対応策を提案したところ，「病院を紹介しないなら，これから電車に飛び込んで自殺する」と訴える。精神科受診歴あり。
（判断理由・対応）
→精神科救急事例ではなく，相談担当者を操作しようとしての発言と判断。病院の紹介はできないことを伝え，必要があれば自ら110番通報するように促した。
（帰結）
→通院先への相談を促した。

Ⅳ 判 断

【5 自殺の準備】が「準備している」
【12 自殺に関する発言】「今から死にます」等の**自殺を即実行しようとする発言**
【13 自殺意志の修正】が「不可能」
　の３項目がいずれもリスクが高い場合，
　　もしくは，
【5 自殺の準備】が「準備している」
【6 飲酒・薬物乱用】が「酩酊・過量服薬」
の２項目がいずれもリスクが高い場合には「自殺が切迫している」と判断する。

※ただし上記３項目がいずれもリスクが高いとチェックされても，記載例３のように状況を加味すること。また，通報の有無にかかわらず，判断理由をシートの【判断理由・対応】欄に記載すること。

　切迫事例か否か，判断に迷った場合には，最悪の事態を想定して判断すること。
　それでも判断に迷った場合には，精神科救急情報担当グループリーダーに助言を求めること。

V　自殺が切迫していると判断した事例への対応

　自殺が切迫していると判断した事例については**【8　家族・知人等】**によって，**自殺企図を制止できる可能性があるか否か**によって情報センターの対応が異なる。

（1）「家族・知人等が誰もいない・非協力」等自殺企図を制止できない場合
　　自殺を防止するため警察等に通報し協力を求める。
　①　本人の気持ちを十分に受け止め，「死んで欲しくない」「一緒に考える時間が欲しい」「専門の相談機関にあなたをつなげたい」「専門家としてあなたを助けたい」等，担当者の率直な気持ちを伝える。
　②　個人情報（氏名・住所・電話番号・家族の連絡先）を聴取する。
　　　「あなたを助けたいので，お名前，住所，電話番号，家族の連絡先を教えてください」と伝える。本人を警戒させる可能性があるため，一気に聞き出そうとせず，本人のペースに合わせて聴取する。
　③　「あなたを助けるために，情報センターから警察署（消防署）に連絡します」と伝える。**本人から承諾が得られない場合でも，躊躇せず通報すること。**
　④　本人と対応している職員以外の者が，本人の**住所地を管轄する警察署等に通報し**（なお**生命的危険性の高い企図手段を実行している場合には救急隊の臨場を要請するため119番通報する**），相談者の個人情報，自殺予告の内容，及び個人情報提供の承諾の有無を伝える。また，事前に把握していた情報（保健所からの事例情報や情報センターの過去の相談履歴等）を通報時に提供をする際は，情報の扱いについて配慮頂くよう付け加えること。
　⑤　警察官（救急隊）が到着するまで，出来る限り通話し続けるよう努力する。

<u>県外からの入電について</u>
　　埼玉県外から入電し，通報が必要と判断される事例については県民と同様の対応をとること。

<u>本人の個人情報が聴取できなかった場合について</u>
1）ナンバーディスプレイされた市外局番により本人の住所市町村名が判明した場合には，当該住所地を管轄する警察署等に通報する。
2）非通知や携帯電話からの入電の場合で，本人から個人情報が聴取できない場合には，警察署に通報したとしても事実上，対応は困難である。

（2）「家族・知人等」等によって**自殺企図を制止できる可能性がある場合**
　①　本人の気持ちを十分に受け止め，「死んで欲しくない」「一緒に考える時

間が欲しい」「専門の相談機関にあなたをつなげたい」「専門家としてあなたを助けたい」等，担当者の率直な気持ちを伝える。
② 家族等が本人と同居しており在宅している場合には，「あなたを助けたいので，同居されているご家族（友人）に電話を代わってください」と伝える。
③ 家族等が数分で本人宅に駆けつけられる場合には，「あなたを助けたいので，ご家族の連絡先を教えてください。情報センターからご家族に連絡させていただきます」と伝える。
④ 家族が到着するまで，出来る限り通話し続けるよう努力する。
⑤ 家族から本人への関わりを拒否された場合は，「家族は直ぐに到着できない」ことを伝え，警察署への連絡を提案し本人の承諾の有無にかかわらず通報する。

<u>本人の交際相手や知人等への連絡について</u>
「（家族以外の）誰々にしか連絡して欲しくない」「誰々に連絡して欲しい」等，特定者への連絡を希望されることも考えられるが，原則，本人の交際相手や知人等扶養義務のない者へは，情報センターから連絡は行わない。このような場合，警察署への連絡を提案し本人の承諾の有無にかかわらず通報する。

Ⅵ 切迫していないと判断した事例への対応

切迫していないと判断した事例については，従前どおり対応する。
① 本人の気持ちを十分に受け止め，「死んで欲しくない」「一緒に考える時間が欲しい」「専門の相談機関にあなたをつなげたい」「専門家としてあなたを助けたい」等，電話対応者の気持ちを伝える。
② 可能な限り「自殺はしない」という約束を取り付けるよう努力し，当面の自殺企図を回避する。
③ 必要に応じて，医療機関や相談機関等をアナウンス若しくは紹介する。
　通報を要するほどではないが，相談内容から，医療機関や相談機関につなげていく必要があると判断した事例については，情報センター職員から当該機関に申し送ることも検討すべきである（本人から情報提供の承諾を得られた場合）。

【監修　国立精神・神経医療研究センター精神保健研究所
　　　　自殺予防総合対策センター　副センター長　松本　俊彦先生】

自殺リスクアセスメントシート (SSIS※)

平成　　年　　月　　日（　　）　　　　　　　　　　　　　　　　No.

	リスク	低	中	高
1	精神疾患		□あり	□統合失調症・うつ病・AL・薬物・摂食障害
2	身体疾患	□なし	□あり（	）
3	自傷・自殺企図歴		□あり	□致死的　□1ヵ月以内(企図頻回・自傷エスカレート)
4	自殺の手段	□考えていない	□考えている	□致死的手段（　　　　　　　　　　　　）
5	自殺の準備	□準備していない		□準備している（致死的手段・遺書等）
6	飲酒・薬物乱用			□酩酊・過量服薬
7	他者を巻き込む可能性			□あり
8	家族・知人等	□側にいる	□側にいない	□誰もいない・非協力
9	支援	□求めている		□求めていない・得られない
10	経済状況			□困窮・借金・失業
11	家族・身近な人の死	□なし	□あり	□自死遺族
12	自殺に関する発言			□即実行する
13	自殺意志の修正		□可能	□不可能
14	【自殺したい理由】			
15	【本人の様子】			
16	【精神科治療歴】 □あり 病名（　　　　　　　　　）□退院1ヵ月以内 □なし			
17	【備考】			

判断	□切迫 個人情報提供 承諾　□あり 　　　　□なし	□警察に通報する □救急要請する □家族に連絡する □その他 （　　　　　　　　　　　　　） □対応できず	【判断理由・対応】
	□その他	□警察をアナウンスする □消防をアナウンスする □医療機関を紹介する □関係機関を紹介する □関係機関をアナウンスする □医療機関を紹介できず □その他 （　　　　　　　　　　　　　） □電話対応のみ	

【帰結】

※SSIS：Saitama Suicide Intervention Scale

> 自殺が切迫していると判断した時は…
>
> 「死んで欲しくない」
>
> 「一緒に考える時間が欲しい」
>
> 「専門の相談機関にあなたをつなげたい」
>
> 「専門家としてあなたを助けたい」
>
> と伝えましょう。

参考文献

1) 平田豊明：精神科救急医療からの医療政策に関する研究．平成22～24年度厚生労働科学研究補助金（障害者対策総合研究事業）「新しい精神科地域医療体制とその評価のあり方に関する研究」分担研究報告書（研究代表者：安西信雄），pp39-62，2012
2) 埼玉県立精神保健福祉センター：精神医療相談窓口および精神科救急情報センターの実施体制に関する調査．厚生労働省平成24年度障害者総合福祉推進事業，2013
3) 西村由紀：受診前相談の基本―相談から精神科救急トリアージまで．第50回日本精神保健福祉士協会全国大会教育研修講座1「受診前相談―精神科プレホスピタルケア」，2014
4) 北村 立：認知症・高齢者．精神科救急医療の現在―専門医のための精神科臨床リュミエール13（平田豊明，分島 徹編）．中山書店，東京，pp235-42，2010
5) 塚本千秋，大重耕三：児童・思春期．精神科救急医療の現在―専門医のための精神科臨床リュミエール13（平田豊明，分島 徹編）中山書店．東京，pp221-34，2010
6) 宮崎健祐：児童思春期症例．臨床精神医学43：717-22，2014
7) 松岡孝裕，平田吾一，山下博栄，他：「スーパー救急型」総合病院有床精神科における措置入院，身体合併症，自殺企図事例への対応―その実情と課題について．臨床精神医学43：589-96，2014
8) 杉山直也：精神科救急医療と一般救急医療の連携体制のあり方に関する研究．平成22年度厚生労働科学研究費補助金（地域医療基盤開発推進研究事業）「小児医療，産科・周産期医療，精神科医療領域と一般救急医療との連携体制構築のための具体的方策に関する研究」平成22年度総括・分担研究報告書（研究代表者：宮坂勝之），2011
9) 小沼杏坪：物質依存．精神科救急医療の現在：専門医のための精神科臨床リュミエール13（平田豊明，分島 徹編）．中山書店，東京，pp243-56，2010
10) 桑原 寛，河西千秋，川野 健治，他：自殺に傾いた人を支えるために―相談担当者のための指針―自殺未遂者，自傷を繰り返す人，自殺を考えている人に対する支援とケア．平成20年度厚生労働科学研究費補助金（こころの健康科学研究事業）「自殺未遂者および自殺者遺族等へのケアに関する研究」総括・分担研究報告書．2009
11) 関口隆一，塚本哲司，深井美里，他：精神科救急医療電話相談における自殺企図切迫例への対応―Saitama Suicide Intervention Scale & Guideline（SSISG）を用いての試み．埼玉県医学会誌16：291-6，2011
12) 塚本哲司：地域生活支援における危機介入―精神科救急情報センターの取り組みから．臨床精神医学43：781-7，2014

第3章

興奮・攻撃性への対応

- I. 興奮・攻撃性の定義
- II. 興奮・攻撃性への対応に関する基本的な考え方
- III. 興奮・攻撃性の予防
- IV. 攻撃性・暴力への介入
- V. 暴力インシデント発生後の対応

第3章
興奮・攻撃性への対応

はじめに

　精神科救急医療においては，日常的に興奮・攻撃性を示す者への対応が求められるが，その対応技術は専門的な治療として位置づけられる必要があり，安全かつ効果的，合法的であり，患者・職員双方の尊厳を守るものでなければならない。また，精神科救急医療サービスを提供する組織は，患者・職員双方に対する安全配慮義務を負っており，これらの状態像を示す患者の受入れをあらかじめ想定した物理的・人的環境を整備する責任がある。暴力には精神的暴力，身体的暴力，セクシャルハラスメントなどがあるが[1]，いずれも被害者，加害者，事故の目撃者へ心身の影響をもたらすだけでなく，提供される医療サービスの質の低下や，組織への信頼感の喪失，職員の離職にもつながる労働安全衛生上の重要な課題である。

　本学会の『精神科救急医療ガイドライン』で，興奮・攻撃性への対応は，2003（平成15）年版で総論の一部に鎮静法指針が示され，2009（平成21）年の改訂で心理的介入と行動制限の適正化に関する内容を含んだ各論として独立した。これ以降，わが国の精神科医療においては当事者中心の医療への変革が本格的な潮流となり，行動制限最小化への関心がますます高まってきている。一方で，全国の隔離・身体的拘束施行者数は増加の一途をたどっており，救急・急性期病棟において依然として隔離・身体的拘束が高い頻度で施行されていることが指摘されている。精神科救急・急性期では興奮・攻撃性への対応は最も危機的な局面であり，パターナリスティックな治療モデルから当事者中心の支援モデルへの転換を図っていくことは容易ではない。しかし，興奮・攻撃性の予防ならびに対応技術を高め，強制介入を減じる努力を継続することは，医療ユーザー，職員を含む関係者の基本的人権を尊重し，精神科医療サービスの質向上を図り，内外のスティグマを克服するために不可欠であるといえよう。

　今回のガイドライン改訂では，トラウマインフォームドケア，患者との協働を興奮・攻撃性への対応の基本に据え，行動制限最小化の方策について学

会としての推奨を明示した。また，鎮静化目的での乱用が危惧される頓用薬に関する推奨事項，加害患者への対応の知見を追加し，特別な配慮が必要となる児童・思春期，認知症・高齢者への対応に関しても，新たに項目を設けた。

　本指針を活用することにより，精神科救急医療の最前線で働く医師，看護師，コメディカルスタッフが興奮・攻撃性への適切な対応スキルを身につけ，多くの精神科救急医療の現場において良質で安全なケアの提供が実現することの一助になれば幸いである。

本ガイドラインを使用するにあたっての留意事項

　本指針に盛り込まれている事柄のすべてを，精神科救急医療の担い手全員が実施することには限界がある。
　また，本指針は精神科救急医療を担う医療機関や従事者の業務内容，診療内容の責務を規定しようとするものではない。
　本指針で示した対応を実効的なものにするためには，従事者の養成研修などの取組みが必要不可欠である。
　本指針では，興奮・攻撃性を示す患者への対応について，事故防止の観点から，適切な臨床プロセスを導くようなさまざまな評価・対応の仕方を推奨し，精神科救急医療の担い手のスキルアップを目的としている。しかし，本指針の内容は，必ずしも好ましい結果を保証するというものではなく，臨床における判断は常に個別的であることに注意されたい。

I. 興奮・攻撃性の定義

　本指針の対象である興奮・攻撃性は，行動や感情の亢進を伴う非特異的な症状群であり，臨床的に異なった種々の状況下でみられる。暴力（violence）発現の予兆となるこれら症状群について，英語圏ではaggressionやagitationの用語で代表され，aggressionは攻撃性，agitationは言語や動作が亢進した状態と説明されている[2]。しかし，わが国ではagitationの対訳として焦燥や激越を用いるのが一般的で，こうした対訳語は本指針の対象とは異なるため，用語の混乱を避ける目的から，本指針では「興奮」を用いる。

II. 興奮・攻撃性への対応に関する基本的な考え方

1. トラウマインフォームドケア

　パターナリスティックモデルから患者である当事者中心主義への転換は，もはや医療界全体のスタンダードである[3,4]。精神科領域では，英国国立医療技術評価機構（NICE）が2011年のガイドラインで当事者視点をさらに重視すべきとの警告を発しており[5]，わが国の精神科救急においても早急の課題の1つといえるだろう。

　トラウマインフォームドケア（Trauma-informed care：TIC）は，トラウマに注目した介入・組織的アプローチである。トラウマは個人の精神保健医療とのかかわりに多大な影響を及ぼすことから，当事者中心の医療の実践にあたり，欧米諸国，とりわけ米国で重視されている。米国保健福祉省は300ページ超の詳細な治療ガイドライン[6]を作成したほか，NICEや豪保健福祉省のガイドラインでも言及されている。

　強制治療手段を用いることの多い精神科救急医療現場では，治療自体がトラウマ/再トラウマ体験になる危険性が高く，それは当事者のみならず治療スタッフにとっても同様である。TICの概念を取り入れることで，当事者と医療者との治療関係や予後の改善の効果が期待される。

TICとは[6,7]
- ● ストレングスモデルに基づいた医療サービスのアプローチ
- ● トラウマが個人に及ぼし得る影響を理解して取り入れ，スタッフと当事者の双方に身体的・心理的・感情的な安全を確保し，当事者にコントロールとエンパワメントを促す機会を与えるもの
- ● 医療サービスによる再トラウマ体験を回避するための対策を講じ，サービスの提供，評価には当事者の参加を重視する

※トラウマとは，個人がある出来事または状況により，身体的/心理的被害を受けるか脅威にさらされるかし，その結果，身体的/社会的/感情的/精神的健康に支障を来すこと[4]。

　TICでは，当事者の病態のアセスメントから治療の組み立て，環境設定，そしてそれらを担当する全スタッフに及び得る影響に至るまで，医療サービスの過程のすべてを，トラウマを意識した観点でとらえ，構築し直す。その

本質は「サービスの中のすべての要素を，"トラウマを意識したレンズ"で見直すこと」[6]である。

以下にTICを実践する具体例をあげる。
① トラウマについての知識を正しくもつ
　・精神疾患を有する人の51〜98%にトラウマがある[8,9]
　・トラウマは扁桃体，海馬の成長阻害など脳発達を障害し，情動反応の調節異常を来す。特に幼少期のトラウマ体験は，成人後にも興奮や攻撃性を呈しやすくなるなどの影響を及ぼす[10]
② トラウマアセスメントを行う
　・できれば当事者全員に，ファーストコンタクトのときに，トラウマ歴と関連症状のアセスメントをし，それをもとに治療を組み立てる
③ 全スタッフが口調や服装などに気をつけ，威圧的・挑発的態度を避ける
　・乱暴な物言い，命令や脅しを用いない
　・受付や警備員など，当事者が接するすべてのスタッフに徹底する
④ 組織全体でトラウマに敏感なサービスを提供できるようにする
　・基準やガイドラインの設定，TICを熟知するスタッフ，ピアサポーターらの雇用，TICを評価する体制，他機関との連携など
⑤ 「暴力や衝突には原因がある」と理解し，当事者を責めない
　・「操作的」「アピール」などの表現をしない
⑥ 治療の主役は当事者であることを忘れない
⑦ 疾患，治療についての教育を重視し，セルフマネジメントを促す
⑧ 薬物療法への過度の依存を避ける
⑨ 静かな巡回，スケジュールの周知など当事者の安心のための配慮を怠らない
⑩ 問題があるときには当事者と協力し，話し合って対策を考える

2．精神科医療サービスの質向上と患者との協働

　医療サービスの現場で患者が攻撃性や暴力を呈するのは，不適切なコミュニケーションや診療システム，療養環境に関連したものが多数を占めており，精神科領域も例外ではない。従来型のパターナリスティックな治療モデルやインフォームドコンセントに代わる協働意思決定モデルとして，SDM (shared decision making) が推奨されるようになってきているが[11,12]，その前提として精神疾患をもつ人の特性に十分配慮したコミュニケーションのあり方が重要である[5]。特に，精神科救急・急性期においては重い認知機能

障害をもっていたり，情動の制御が難しい患者を治療の対象とするため，「苦しい状態を長引かせるよりも，隔離・身体的拘束下で薬物を投与するほうが患者・スタッフ双方に安全で良い結果をもたらす」というような誤解が根強くあり，強制的治療が標準となっている施設がいまだに存在する。しかし，パターナリスティックな治療文化は，治療者と患者の対立構造を引き起こしやすく，患者がセルフマネジメント能力を獲得し，リカバリーを実現していく上でも大きな障壁となる。

攻撃性や暴力に関連したインシデントを減らす基盤となるのは，患者の力を信じて常に協働で意思決定を行うという姿勢を維持することにある。そのために医療スタッフは言語的・非言語的コミュニケーション技術を駆使して強制的な介入を極力避け，患者の満足を得るために他の領域で当たり前に行われているサービスの質の改善を図らなければならない。

以下に，実際に興奮・攻撃性を呈している患者への対応の原則を示す。

- 興奮・攻撃性を示す患者への対応においては，患者自身および対応する職員，周囲の者の身体的・情緒的な安全性がすべてに優先する
- 精神障害により興奮・攻撃性を示す患者に対応する目的は，単に身体的な鎮静を図ることではなく，精神科治療の一環として位置づけられなければならない
- 精神障害による興奮・攻撃性は，環境調整と適切な対応により静穏化を図ることが可能であり，暴力事故の発生は基本的に予防できる
- 非経口的な薬物投与による鎮静，徒手的拘束，行動制限（隔離・身体的拘束）実施の判断に際しては，心理的介入，内服投与などの代替方法の検討が優先されるべきである
- 徒手的拘束・身体的拘束は最終手段であり，訓練された職員により，組織において定められた治療的・合法的な方法が用いられなければならない。やむを得ず実施される場合も，その方法，期間は最小限にとどめられなければならず，実施中は頻回な観察と査定を行い，できるだけ早期に解除しなければならない
- 身体的暴力が発生した場合においても被害を最小限にとどめ，再発防止に努めるとともに，事故関係者への心身のケアが適切に行われなければならない

III. 興奮・攻撃性の予防

1．環境整備

　精神科救急医療サービスを提供する組織においては，以下のような環境整備を実施し，定期的に評価すべきである[12]。

　特に，応援体制，警報システムについては実効性を検証しておくのが望ましく，各施設の暴力事故の傾向を踏まえてシミュレーションを行い，日頃から関係者が緊急事態の発生に備えるように働きかけることが重要である。

> 一般的な施設環境の整備，職員の対応・体制
> - 施設環境は利用者の視点から，安全性，プライバシー，尊厳を常に保つことができるよう整備され，併せて，性別，文化的・社会的背景等にも配慮するべきである
> - 十分な個人空間とは別に，1人で静かに過ごすことのできる部屋，レクリエーションルーム，面会室が確保されることが望ましい
> - 患者の利用する閉鎖された空間には，最低2箇所の出入口を確保すべきである（隔離室を除く）
> - 行動制限下という理由だけで電話の使用が禁止されてはならない
> - 個人の所有物を安全に管理できる鍵のかかるロッカーが提供されることが望ましい
> - 攻撃性や暴力の発生に影響を与える物理的環境要因（過密な人の数，高湿度，気温の高低，不適切な空調，臭気，騒音，頻繁な人の出入り）の低減に努めるべきである
> - バリアフリーの視点から療養環境を整備することが望ましい
> - あらゆる場面において，患者を待たせる時間は最小化すること。待たせなくてはならない場合には，ストレスを緩和するための工夫をすべきである（予定待ち時間を知らせる，くつろいで待つことのできる空間の提供，対応する職員の明確化など）
> - 職員の接遇トレーニングを徹底し，わかりやすい十分な情報提供，適切なインフォームドコンセントを実践すべきである
> - 医療チームを構成する職員を頻繁に入れ替えることは避けるべきである

緊急時の対応手順と応援体制
- 緊急時の対応手順の整備：警報システムの使用，応援要請，警察通報を実施する判断基準を示し，関係者に周知すべきである
- 応援体制：緊急事態の発生を知らせる施設内コードと，コード発令時の応援体制を明確に取り決めるべきである（勤務する職員が少ないときには，警報装置や携帯用発信機と連動させるのが望ましい）

警報システム
- 警報装置：暴力の起こりやすい場所（隔離室，診察室，面接室など）には，職員以外に設置場所がわかりにくく，操作しやすい位置に，音や光で緊急事態を知らせる警報装置を設置することが望ましい
- 携帯用発信機：携帯用発信機は攻撃・暴力にさらされている本人のみならず，発見者が応援を要請するのにも必要である。リスクの高いエリアや患者を担当する場合はもちろん，閉鎖された空間でのケアに単独で従事する職員は所持することが望ましい。確実に応援できるグループ設定，位置情報の補足ができ，通報操作の単純化と誤報の減少を実現したシステムが望ましい

危険物の管理
- 武器になり得る物品の安全な保管方法を決めて遵守しなければならない（キッチン用品や作業療法の備品など）
- 家具や備品は武器になりにくいものを選択すべきである
- 入院・転入時，隔離・身体的拘束の開始時，開放観察終了時，外出・外泊からの帰院時，面会時等，危険物が持ち込まれる可能性の高い場面について，人権の保護と安全性を考慮した，妥当な所持品検査の方法をあらかじめ組織で定めておくのが望ましい

2．攻撃性・暴力の予測

1）攻撃性・暴力の危険因子

患者個人の攻撃性，暴力の危険性を査定するにあたり，検討すべき一般的な危険因子として以下が知られている[13,14]。

人口統計学的要因・個人履歴
- 過去の重大な暴力歴
- アルコール，物質乱用歴
- 患者が怒りや暴力的な感情を抱いていたというケア担当者からの報告
- 過去に他者に危害を加えようとしたことがある
- 頻繁な居住地の移動，あるいは"社会的な不安定さ"
- 武器の使用歴
- 過去に危険な衝動行為があった
- 過去の明白な危険行為に対する否認
- 過去の暴力的行為の深刻さ
- その個人特有の攻撃性・暴力の引き金となる要因
- 暴力を振るうと言って脅したことがある
- 最近の重大なストレス，特に喪失体験や喪失の脅威
- 下記のうち1つ以上に該当：
  - 動物虐待
  - 無謀な運転
  - 夜尿
  - 8歳以前の親との別離

臨床的要因
- アルコール，物質乱用
- 薬剤の影響（脱抑制，アカシジア）
- 統合失調症または躁病の陽性症状，特に下記の存在：
  - 特定の人物に対する妄想や幻覚
  - 命令性の幻聴
  - 暴力的な空想への没頭
  - コントロールの妄想（特に暴力的なテーマ）
  - 激越，興奮，あからさまな敵意や不信感
- 治療に対し非協力的
- 反社会的，爆発的，あるいは衝動的な人格傾向または障害
- 器質性障害

状況的要因
- ソーシャルサポートの貧弱さ
- 武器となり得る物の入手しやすさ
- 攻撃対象との関係性（例えば，関係性が難しくなることが明白）
- 攻撃対象への接近しやすさ
- 限界設定（例えば，職員が活動や選択に条件を設定するなど）
- 職員の態度

2）攻撃性・暴力の徴候

すべての職員が，興奮・攻撃性がエスカレートし，暴力的な行為に及ぶ可能性のあることを示す徴候を知っておき，それらを察知したら速やかに介入を始めることが重要である。一般的な徴候としては下記のようなものがあげられる[13-15]。

外見や会話の変化
- 生理的変化（発汗，呼吸促迫，脈拍増加）
- 表情の変化（緊張，瞳孔の散大，紅潮，青筋，奥歯を噛みしめる，にらみつける，視線が合わない／凝視する）
- 全身の筋緊張，握りこぶしをつくる，振戦
- 話し方，会話の変化（大声，叫ぶ，構音障害，早口，短い発語，ぶっきらぼう，不作法，名前を呼ばず2～3人称を用いる，急に怒鳴る／沈黙する）
- 混乱（発言の内容がまとまらない，こちらの話の意味を理解しない）
- 注意集中力の低下
- ささいなことに反応し，すぐにイライラする
- 暴力に関連した妄想や幻覚
- 言葉による怒りの表出，脅し

第 3 章　興奮・攻撃性への対応

> 行動面の変化
> - 落ち着きがない
> - 急な行動を起こす
> - 活発に歩き回る
> - 同じことを何度も何度も繰り返す
> - つきまとう，追いかける
> - 立ちはだかる，にじり寄る
> - 態度が乱暴である
> - 物を投げるなど物にあたる
> - 脅かすような素振り，挑発的な行動

　また，患者に固有の注意すべき徴候として，普段のその人らしい言動がみられなくなる，反対にいつもしたことのない言動がみられるかどうかを観察することも重要である[14]。

3）リスクアセスメント
(1) リスクアセスメントの目的
　攻撃的行為・暴力の出現を完全に予測することはできないが，包括的なアセスメントと管理計画を実施することでそれらを低減し，安全な治療環境の確保を図るべきである。ただし，ハイリスクと査定された患者に対し，予防的な行動制限（隔離・身体的拘束）や，非経口的な薬物投与による静穏化処置を行うべきではない。

(2) リスクアセスメントの対象
　リスクアセスメントは評価者により差異が生じやすいため，患者自身や家族，ケアに携わっている他の職員から直接話を聞き，可能であれば患者，関係者と共に多職種で評価するのが望ましい。

(3) リスクアセスメント実施の時期
　リスクスクリーニングは入退院時や転室，転棟などの移動時，疾患のステージが変化し，治療・ケア内容が変更されるときなどに，すべての患者に対してルチーンに行われるのが望ましい。リスクが高いと査定された患者については，暴力的行為が発生することを想定してさらに詳細なアセスメントを行い，治療・ケア計画が作成されるべきである。

(4) リスクアセスメントの方法 [12,14]
　リスクアセスメントには，以下のような内容を含むようにする。併せてBVC（Brøset Violence Checklist）やDASA-IV（Dynamic Appraisal of Situational Aggression）などのツールを活用し，客観的な評価を行うことが望ましい。

61

① リスクの性質と程度の予測
　攻撃性・暴力のターゲット，規模，頻度，実際に起こる可能性を特定する。過去に暴力歴がある場合，発生日，突発性，暴力の種類，ターゲット，場所，武器の使用，被害の程度，暴力を止めた方法，結果（逮捕，医療機関/施設の変更など）を詳細に検討する
② 精神疾患，環境，他の状況因子との関係
　リスクと他の要因との「関係」を評価する。その患者に固有な注意すべき徴候，引き金について特定し，暴力が予測される状況を検討する
③ 攻撃性・暴力のリスクを増加・減少させる因子
　リスクを増加させる因子（服薬，嫌なプログラム，部屋の環境など），減少させる因子（家族や友人，特定の気分転換など）を探し，有効な介入方法（かかわりのコツ，頓用薬の使用など）を検討する。患者自身が暴力を振るう引き金や攻撃性が高まってくるサインについて，どう認識し，コントロールしようとしているかを確かめることが重要である
④ 評価者間のギャップの確認
　評価結果について職員，関係者，患者の間に情報や評価のギャップがないかを確認し，さらにアセスメントの必要な領域があれば明らかにしておく
⑤ 攻撃対象保護の方法
　考え得る最悪の状況を想定し回避策を検討するとともに，回避できなかった場合の攻撃対象の保護方法を具体的に検討する

（5）治療環境のリスクアセスメント
　組織の管理者は，実態調査や報告事例より，自施設における暴力事故のリスク分析を行い，加害者，被害者，環境，引き金となり得る危険因子，事故の起こりやすいパターンや状況を検討し，対応策を検討すべきである。

4）情報の共有

　リスクアセスメントのために集められた情報と評価の結果は，組織内で統一された記録様式に確実に記載し，医療チーム内のみならず，必要に応じて部門間や地域ケア担当者との間で適切に周知すべきである。特に入退院や病棟の移動，転院など患者が移動する際に，暴力インシデントなどの重大な情報伝達が確実に行われるよう配慮すべきである。また，攻撃性・暴力的行為のリスクの高まっている患者や，トラブルの起こりやすいエリアに関する情報が常に更新され，学生を含めた職員全員に周知されるシステムを整備することが望ましい。

3．職員の研修・トレーニング

　組織の管理者は患者に直接かかわる者のみならず，すべての職員に対して，興奮・攻撃性を示す患者の対応に関する基本的な教育研修を行わなければならない。また，行動制限に関する研修会を行うことは，知識や理解を高め，確かな技術を身につけることのほか，組織の意識を高めることや，共通認識を育成して，担当者間のばらつきを最小化することに結びつく。したがって，安全で適正な行動制限の実施，つまり事故防止と最小化のために各医療施設において適宜研修会が行われるべきである。研修会にはいくつかの水準があり，院内レベル，外部の機関が行うもの（学会や看護協会などの団体）のほか，病院間相互訪問（ピアレビュー）などが知られる。

IV．攻撃性・暴力への介入

1．心理的介入

1）ディエスカレーション [12-16]
　ディエスカレーションとは，心理学的知見をもとに言語的・非言語的なコミュニケーション技法によって怒りや衝動性，攻撃性をやわらげ，患者を普段の穏やかな状態に戻すことをいう。
　興奮状態・攻撃性の高まった患者に対しては，ディエスカレーションテクニックが他の介入に先立って用いられるべきであり，他の介入が必要になった際にも，リスクアセスメントと併せてディエスカレーションテクニックの使用が続けられるべきである。
　ディエスカレーションを実施する際は，1人の職員が責任をもって状況をコントロールし，常に暴力の発生に備え，ディエスカレーションテクニックが効果的な状況か判断をすることが重要である。この役割は，必ずしも担当職員が適切とは限らず，特に攻撃のターゲットとなっている場合は速やかに交代し，性別，年齢，ポジション，関係性などを考慮し，その状況を解決するのに最適な職員が対応するべきである。

周囲の環境の管理
- 応援の招集を判断し，必要以外の人を移動させる
- 近くにいる他の患者や職員に対して状況を説明し，協力を求める
- 家具などを移動して必要な空間を確保するか，別の安全な場所に移動する
- テレビやラジオは消す
- 武器になる可能性のあるものは取り除く。患者が武器を持っている場合は安全な場所に置いてもらうよう，交渉する

挑発的な態度・振舞いを避ける
- 凝視を避ける。ただし，完全に目をそらさずアイコンタクトは保つ
- 淡々とした表情を保つ
- 高慢，威圧的な印象を与えることを避けるため，姿勢や態度に注意する。特に，腰に手を当てたり，腕組みをしない
- ゆっくりと移動し，急な動作を行わない。身体の動きは最小限にし，身振り手振りが多過ぎることや，そわそわと身体を揺すったり，身体の重心を移動させるのを避ける

相手のパーソナルスペースを尊重し，自分自身が安全なポジションを保つ
- 患者に対応する前に，暴力発生を誘発したり，けがの原因になる，あるいは武器として使用される可能性のある所持品（ネクタイ，スカーフ，装飾品，ペン，ハサミ，バッジなど）を除去する
- いかなる時も相手に背を向けない
- 通常より広いパーソナルスペース(最低でも腕の長さ2本分以上)を保つ
- 対象の真正面に立つのを避け，およそ斜め45°の立ち位置とする
- 両手は身体の前面に出し，手掌を相手に向けるか，下腹部の前で軽く組むなど，相手に攻撃の意思がないことを示し，万一の攻撃・暴力発生に備える
- 出入口を確認し，自分と対象の双方の退路を保つ位置に立つ。出入口やドアの前に立ちふさがらない
- 壁やコーナーに追い詰められないようにする
- 警告なしに相手に触れたり，接近しない

> 言語的コミュニケーションスキル
> - ラポールを築くように試み，共に問題解決する姿勢を強調する
> - 脅すのではなく現実的な条件を提示して交渉する
> - 穏やかに，はっきりと，短く，具体的に話す
> - 努めて低い声で静かに話す
> - 相手が意見を表現できるように助け，注意深く聴く
> - 苦情や心配事，欲求不満については理解を示すが，肩入れし過ぎたり，その場限りの約束をしないように注意する
> - 批判を避け，感情を話すことを認める。先取りして「あなたの気持ちはよくわかります」などと伝えるのは逆効果である
> - 飲み物や食べ物を摂るよう勧める

2）タイムアウト・限界設定

　衝動性・攻撃性への対処法の1つで，より制限の緩い行動制限手法として，隔離・身体的拘束の代替法とされる。自室や刺激の少ない，施錠のない空間を用意して，一定の時間（一般的には1時間程度）を設定し，興奮を鎮め，回復や休息，静穏化を促進する。精神科医療施設は，構造的にも技法としてもこの方法の選択肢を有すべきである。医療者が提案し，治療関係における協働作業でこの方法が吟味され，患者の治療参加によって行われることが望ましい。なお，近年は刺激を遮断するのではなく感覚（視覚，聴覚，触覚，味覚，嗅覚や動き）の量や質をコントロールすることで興奮・攻撃性を鎮める，感覚調整室（コンフォートルーム，スヌーズレンルーム）の設置やツールの活用も広まってきている。

3）力の誇示

　興奮・攻撃性を呈した患者に対し，ポジションパワーを使う，複数の職員で対応するといった力の誇示を用いることで戦意を喪失させ，言語的介入が行いやすくなる場合がある。ただし，圧倒的多数の職員で取り囲むことは，逆に興奮を高めることもあるため，慎重なアセスメントのもとに行うのが望ましい。また，身体的拘束が必要となった場合には，窒息や患者・職員双方が外傷を負うリスクが高まるため，複数の職員で場当たり的に介入することは避けなければならない。多数の応援職員が安全かつ効果的に機能するためには，具体的なインシデント場面を想定した役割の確認やロールプレイングによるトレーニングを定期的に行うことが望ましい。

4）観察とかかわりのレベル

観察は，攻撃性・暴力的な行動の管理と自殺行為予防の両方を目的として行われる介入であるが，その目的はこれらの行為の予防にとどまらず，患者と職員の治療的な関係の構築を目指すべきである。

観察に関しては，組織において統一した観察レベルとその実施基準を明確化し，適切に周知すべきである。観察レベルの例として英国では，①低レベルの間歇的観察（30〜60分ごと），②高レベルの間歇的観察（15〜30分ごと），③継続的な観察（必要であれば他の職員がすぐに応援できる体制で看護師が1：1で観察），④複数の職員による継続的な観察（2〜3人の職員が視野内で観察し，少なくとも1人は近接した距離での観察）の4段階を設定している[12]。

興奮・攻撃性を示唆する徴候が観察された場合は，適切なより密度の高い観察レベルに変更することが重要であり，十分な静穏が得られたことが確認されるまで観察レベルを維持しなければならない。

2．薬物療法

1）静穏化

環境調整や心理的介入（ディエスカレーションなど）の効果は一時的なこともあり，持続的な効果が求められる場合には薬物療法の併用が選択肢となる。当然ながら，薬物療法に伴うリスクと，期待される効果のバランスを考慮に入れる必要がある。

興奮・攻撃性を示す患者に対する薬物療法は，患者の協力性の違いによってその投与法はおおむね二分される。1つは協力が得られる場合で，内服が中心となる。このような薬物投与は，提案と同意に基づいて患者と治療者の協働作業として行われる。したがってこの場合，環境面・心理面での対応と薬物療法はともに静穏化に向けた同じ方向性を有しており，効果は相加・相乗となり得る。

もう1つは患者協力が得られない場合で，注射薬による非経口的な薬物投与が中心である。この際，投薬が非同意となることから，その目的が本来静穏化であっても，人的対応の部分で興奮・攻撃性を刺激するプロセスが一定程度不可避となって，心理面と薬物における効果の方向性が一部逆向きとなる可能性がある。このため，投与の必要性については慎重でなければならない。第一選択の対処法として考えるべきではなく，非侵襲的な手段から順に環境調整・心理的介入（ディエスカレーションなど）・内服投与等がまず検討され，それらが実施困難・無効あるいは有害である場合に考慮されるべき

である。

　実施においては，患者の精神状態を評価し，抵抗の程度を予測してセッティングには細心の注意を払う必要がある。複数での対応を基本とするべきで，その効果は，何よりもまず安全確保にあり，冷静な対応を可能にするほか，大勢での対応は一般に相手の戦意を減退させ，無茶な行動化を抑止する効果がある。万が一暴れ出したときにも有利であることはいうまでもない。しかし時には大勢で囲むことが威圧的に感じたり，追い詰める結果となって興奮を強めたりすることがあるので，相手の反応をみながら調整するべきである。

　薬物の選択については，第4章「薬物療法」を参照されたい。基本的な考え方として，即応性・確実性と安全性・軌道修正可能の並立を目指した薬剤および投与法の選択が原則である。

2）頓用薬

　頓用薬は医療者の提案・説明と患者の合意に基づいて「不眠時」や「不安時」または「便秘時」などの場面で用いられることが一般的である。患者の焦燥感や興奮・攻撃性に対する薬物療法として精神科急性期治療でたびたび用いられる「不穏時」の頓用薬も同様に提案・説明と合意に基づいて使用されるべきである。

　頓用薬は入院治療の場であらかじめ医師が処方し，その場に応じて看護師が投与することが多い。特に不穏時に用いられる頓用薬は看護師の立場でみると，その場に応じて患者の苦痛を緩和できる，あらかじめ暴力行為を防止できる，もしくは暴力行為が起こった際に医師の指示を待つ必要なく即応でき，安全を確保しやすいなどの利点があげられる[17]。一方，頓用薬の誤用による過鎮静，看護師の頓用薬への依存に伴う看護技術の低下などが欠点となる[17]。急性期病棟における不穏時頓用薬に関する研究では，一部の頓用薬が多剤併用大量処方に結びついているという指摘がなされており，漫然とした投与は慎むべきである[18]。処方にあたっては，総投与量に含めて考慮すること。表3-1に頓用薬の利点と欠点をまとめた。

　既存のシステマティック・レビューでは有用性や有害性を示唆するに足る質の高い研究は皆無であったと述べられており，臨床現場で汎用されている医療行為であるにもかかわらず，十分な情報は得られていないのが現状であることを医師は知っておくべきである[19]。英国王立精神科医学会では頓用薬適正使用のために推奨される医師の態度を示しており[20]，これを参考に表3-2に本学会としての推奨事項を示す。

表3-1　頓用薬の欠点と利点

利　点	欠　点
● 症状緩和を即応できる	● 多剤大量化の惹起
● 指示により医師がいなくとも実施できる	● 過鎮静
● 対処手段としてしばしば有効	● 相互作用の発現
● 予防的投与の意義	● 人的対応の低下や技術向上の阻害
● 投与量の目安に用いることができる	● 依存や常習化
● コミュニケーションの題材としての意義	● 効果判定の困難

表3-2　精神科頓用薬に関する推奨事項

1. 頓用薬の投与量は一定とすべきで，任意で決められるような幅のあるものは好ましくない
2. 筋肉注射と経口投与は同じ量としてはならない。生体利用率が投与経路によって異なるため同じ量でも効果は同等ではない
3. 頓用薬は漫然と投与されるべきではない。医師は処方を見直して定期処方のみとする努力が必要である
4. 薬物の奏効が高い予測性で見込まれる病態にのみ使用されるべきである
5. 理想的には定期処方されている薬剤と同じものが頓用薬として追加投与されることが望ましい。抗精神病薬を頓用薬として処方する場合，1種類のみにするべきである
6. 頓用薬と定期薬を合わせて大量処方となる状態は避けるべきであり，やむなく高用量となる場合は患者の合意と身体状況に十分配慮しなければならない
7. 依存形成の観点から，ベンゾジアゼピン系の処方は短期間にとどめること

文献20）を参考に改変

3．身体的介入

1）基本的な考え方

　本指針においては，身体的介入は危機離脱技術であるブレイクアウェイと徒手的拘束を指す。身体的介入は不幸にして身体的暴力が発生した際の最終手段として用いるものであり，介入の全過程を通じてアセスメントと心理的介入，環境調整が継続されなければならない。やむを得ず身体的介入を実施する場合においては「妥当な力」の行使が常に考慮されなければならない[12-15]。

　身体的介入技術は，患者・職員双方の安全と尊厳が最大限に保障される，実際に有効なものでなければならず，攻撃性・暴力への対応の理念を正しく理解し，十分に訓練された職員のみにより，マニュアルに則って用いられるべきであり，乱用してはならない。また，身体的介入の方法は常に検証され，より苦痛の少ない，安全な方法が検討されなければならない。

2）ブレイクアウェイ（危機離脱技法）

　ブレイクアウェイは，護身術や合気道を基礎に，予測が困難な状況で突発的に相手から攻撃されたり，抑えられたりしたときに，可能な限り相手にダメージを与えずに1人で離脱するためのテクニックである。しかし，あくま

でもこれらの技術が必要となる状況をつくらない態勢と，リスクアセスメントが必要である[14]。

精神病状態にある患者の身体的暴力へ対処する場合，これらの危機離脱の技術を用いたとしても，相手や他の人々に傷害等を負わせて正当防衛として許される範囲はかなり狭いと考えられる[5]。患者から攻撃・暴力を受ける可能性が高まった際に，安全に介入できる体制・環境が確保できないのであれば，その場から一時退避することが優先されなければならない。

> ブレイクアウェイの原理
> ① Quick（素早い動きで振りほどいて逃げる）
> ② Technique（解剖を理解し，振りほどきやすい方向に力を加える）
> ③ Surprise（相手が驚いている間に逃げられるような手法）

3）徒手的拘束

徒手的な身体的拘束はどのようなポジションにおいても危険が伴うものである。徒手的拘束と専用の拘束具を用いた機械的身体的拘束はすべての介入が奏功しなかった場合に用いる最終手段とすべきである。徒手的拘束の実施時間は最短にとどめ，必要な場合は非経口的な薬物投与による鎮静，隔離などが検討されるべきである。

徒手的拘束は複数の職員で実施すべきであり，訓練された職員がチームを組んで手と関節を押さえることにより攻撃者の動きを抑制し，かつ安全に移動する技術であるチームテクニクスという手法が知られている[12-14]。

> チームテクニクスの原則
> - 最低3名の職員でチームを編成する。患者の興奮が激しい場合などは必要に応じて5名以上で対応する
> - チームメンバーの1名が，身体的介入の全過程において下記について責任をもたなければならない
>   - 患者の頭頸部の保護・支持
>   - 気道確保，呼吸確保
>   - バイタルサインのモニタリング
>   - 身体的介入のプロセスの指揮
> - 身体的介入の全過程において頸部，胸部，腹部，背部，骨盤を直接圧迫してはならない。腹臥位をとることはできるだけ短時間にとどめるべきである

- 身体的介入の全過程において，可能な限り患者が心身ともに安楽かつ面子(メンツ)が保てるようモニタリングしなければならない
- チームテクニクスによる介入はすべて人的な，必要最小限の力を使用して行われなければならない（患者に痛みを与えることには何ら治療的な価値はない）。痛みを与えることが正当化されるのは，職員，他患者などを緊急に救出する必要性が生じた場合のみである

4．行動制限

1）行動制限の定義

精神科医療における行動制限には，指定医の判断が必要な隔離，身体的拘束，非自発入院，任意入院者の開放制限処遇，医師の指示のもとに行われる通信や面会の制限といった精神保健福祉法およびその基準で定義するもののほか，広義には持込み物品や行動範囲（病棟内，院内，敷地内など）の制限など，患者の自由意思を制限するあらゆる行為が含まれる。本項では主に隔離と身体的拘束の最小化と適正化について述べる。

2）基本的な考え方

精神科医療における隔離・身体的拘束は，不穏や興奮，攻撃性・衝動性が強く，自傷・他害の切迫した状況などに対し，症状への対処，安全な治療環境の確保を目的に行われる治療的介入とされる。しかし同時に心理的副作用を有し，治療関係の構築にとって阻害因子となる可能性をはらみ，患者の人権と尊厳にかかわる極めて重大な課題を内包する。また，隔離の実施では心理反応による精神症状の一時的悪化と，それに伴う種々の行動リスク，身体的拘束の実施では，深部静脈血栓症・肺塞栓症，廃用症候群，褥瘡，絞扼事故の発生リスクなど，種々の有害反応の可能性を伴う。

したがって行動制限の基本的な考え方における決定的な特徴は，まずこれを行わないようにして，別の対処方法を試みること，つまりは一次予防を始点とする点である。あらゆる代替法が無効か，あるいは有害な場合に限り，適切なプロセスによって実施されなければならない。やむを得ず実施された場合には，入念な観察を行って継続的に適切性を保ち常に最小化されなければならない（二次予防）。また，実施された行動制限については，その後の適切な医療の実現に向けた事後検証が望ましい（三次予防）。

3）行動制限最小化の方法
（1）コアストラテジー

　行動制限最小化の課題は，古くはピネルの功績にみるように，精神医療にとって永続的なテーマである。あらゆる分野での医療知識や技術の近代化を経て今なお，それを行わないで済む状況には到達していない。

　行動制限最小化の議論は近年再活発化し，米国から包括的な方策が提唱されている。コアストラテジーといわれる本方策は，隔離・身体的拘束について，それらが経験的に有効であるとの認識に論理的脆弱性があることを指摘した上で，公衆衛生学に基づいた1～3次といった予防モデルが有用であることを強調し，トラウマインフォームドケア，リカバリーモデルといった考え方を論理的な基礎とした6つの具体的な方略（Six Core Strategies）によって構成されている[21, 22]。つまりは，最小化策の実践において，経験則ではなく論拠に基づき，当事者中心の考え方を念頭に行うべきという治療文化の転換を促すものである。

　わが国の医療現場で本方策の実践を試みた検証においては，一部の方略が医療環境の相違等から現実的ではなかったものの，部分的な取組みであっても一定の有効性が確認された[23]。本指針では6つの具体的方略について，わが国における実現性[24, 25]とともに，精神科領域の救急医療における特性を踏まえた本学会の見解・意見を加えて提示し，以下のとおり推奨する。

① リーダーシップ

　隔離・身体的拘束の最小化は，明確なリーダーシップのもと，具体的なプランを立てることから始められるべきである。リーダーは，行動制限を最小化するために基本となる考え方（使命や信条）ととるべき行動（役割と責任の骨子）について明確な方向性を示すこと。施設や組織を代表するリーダーが現場に立ち会うことを取組みの核とすることが望ましい。

② データ利用

　隔離・身体的拘束の期間や頻度について，データによる検証を行うことは，現状を把握し，今後とるべき行動の方向性を示すほか，どのような因子が影響するかについても判明し，隔離・身体的拘束使用の最小化や適正な使用のための重要な情報をもたらす。各精神科医療施設は精神保健福祉法に関する通達により行動制限の一覧性台帳を作成しなければならない。これに含まれるデータを活用し，管理力を高めたり，知識を深めたりすることによって，最小化に役立てるべきである。

③ スタッフ力の強化

　行動制限の最小化に適した治療環境を整えるために，関与するスタッフはその基本的論理を理解しなければならない。スタッフは，行動制限のハ

イリスク者に対し，基本的な対応技術と，隔離・身体的拘束が行われた場合，その最小化のための治療計画立案の技術を有すること。また，そのための研修や教育の機会が与えられなければならない。

④ 防止ツール [23, 26-29]

　行動制限の最小化には，多くのツールを必要とする。アセスメントツール，病歴や履歴を把握するための診療録におけるツールのような一般的な診療ツールのほか，ディエスカレーション，危機状況に対するケアプランと契約，施設環境の工夫，治療技法等も含まれる。

　代替方法の検討は，隔離・身体的拘束を実施する上での前提であり，必ず検討されるべきである。代替方法には種々のものが知られており，あらゆる方法を考慮されることが望ましい。そのために実施手順書や基準などに代替方法を例示しておくことが有用である。具体的には，環境調整，ディエスカレーション，タイムアウト，感覚調整室（コンフォートルーム）の活用，薬物による対応，チューブ等の必要性再検討，付き添いや見守りなど人的対応の可能性，病状確認による隔離・身体的拘束の必要性評価，治療方針の再検討などが知られている。治療環境によっては，家族が付き添うといった方法がとられる例もある。隔離・身体的拘束が実施された後も，常に最小化できるよう代替手段は継続的に模索されるべきである。

　なお，わが国で行ったコアストラテジーの検証では，看護計画における個別の行動制限最小化方針の立案・策定に一定の評価が得られた。計画において，隔離・身体的拘束によって防止すべき問題点に焦点化するだけでなく，個々のストレングスを評価していくことが有用であったと考えられている[23]。

⑤ 当事者の役割

　本項目は，原典となるコアストラテジーにおいて，基本理論にあるリカバリーモデルを反映する重要項目として位置づけられている。当事者の役割を重視する米国では，病院組織の中で当事者がさまざまな役割を担う例があり，原典の中ではその重要性がスタッフに明示されなければならないとされている。わが国の精神医療分野は文化の発展段階にあり，実現までにはさらなる準備を要することが予測される。一方で，当事者中心の考え方は常に重視されなけばならない。隔離・身体的拘束の最小化においても基本的な理念として位置づけられること。

⑥ 事後検証

　実施された隔離・身体的拘束を分析することから知識を得て，その後の実施を最小化するための考え方，手順と実践の普及を目指すことが望ましい。事後検証のさらなる目的は隔離・身体的拘束に関与した当事者・ス

タッフ双方の心理的副作用を和らげることにある。事後直後に行って治療環境を平常に復すためのものと，数日後にあらためて行うものがあり，それぞれの目的に沿って実施されることが望ましい。

（2）行動制限最小化委員会

行動制限最小化委員会の設置と会議の開催は，医療保護入院等の治療管理に関する診療報酬上の要件とされた経緯を経て，精神保健福祉法の施行規則における特定医師に関する施設側の要件として記載されている。これらの要件設定は精神科救急医療を想定しており，精神科救急を実践する各医療機関は，第三者評価機関としての行動制限最小化委員会を設置・開催するべきである。

本委員会の最小化の仕組みは客観的他者評価による適切性や妥当性の検討であるから，コアストラテジーにおける④防止ツールとして最小化の機能をもつ。外部委員（少なくとも病棟外，必要に応じ院外）の参加が望ましい。

4）隔離・身体的拘束の法的根拠と医学的根拠

わが国における行動制限の法的根拠は精神保健福祉法であり，同法は精神病床に対する規定である。隔離・身体的拘束は本法36条および37条に基づき厚生労働大臣が定める基準や告示によって規定されている。同基準には隔離・身体的拘束を行う状態としての例示があるが，実施に際しては個々の症例の特性に照らして，専門医学的見地から十分にその妥当性が検討されなければならないため，開始時点での精神保健指定医による判断と患者への告知，その後の診療録記載，観察，診察の義務などによって合法性と最低限の適切性を確保している。実施に際して法を遵守しなければならないことはいうまでもない。

一方，一般病床で行われる行動制限（主に身体的拘束であり「抑制」と称される）については，精神保健福祉法のような法的根拠を有さず，専ら医療的根拠によって実施されている。このため，家族などの代諾による説明と同意プロセスを厳密にして正当性を高めるべきである。さらには，最小化の手順を含んだ院内ルールを設けて適正化を図るべきである。

隔離・身体的拘束の科学的根拠や医学的根拠は，主に経験則による。医療の全領域で報告されている重大事故に，病院内の自殺，患者同士の暴力，転倒転落，などがある。これらの医療事故の予防対策の一手段として行動制限が適用され，事故防止に一定の役割を果たしてきたのは確かである。また精神科領域においては，他の患者との関係性を著しく損なう場合や他の患者の治療の妨げになる場合，病的多飲などの場合にも適用されてきた。さらに，身体合併症治療や輸液・栄養管理を行う際に，医療機器やチューブトラブル

の防止を目的に身体的拘束が実施されることがある。この場合はチューブ類が患者の生命に直結しているという認識のもと，行わなければ生命を損なう危険が高いことが事由となっている。いずれも常に臨床的な判断であって，その必要性や妥当性については有害な影響も十分に考慮の上，医療者の倫理性によって継続的に考慮されなければならない。

5）設備（病棟・隔離室構造）

　隔離室はナースステーションに近接していることが望ましい。ナースコールの設置は適応となる症状特性や構造から困難とされてきたが，近年では設置するべきとの考え方も多く，できれば設備として検討されることが望ましい。あるいは頻回の観察で対応すること〔Ⅳ節1-4）を参照〕。隔離室の構造は興奮や破壊的行動といった症状に耐用できなければならないが，同時に患者の尊厳を損ねないようなアメニティが確保されるべきである。両者は二律背反の特徴があるが，近年の建築技術はそれを克服しつつあり，構造的な改善への努力が望ましい。精神科急性期の回復過程について多くの研究・観察から，回復を促進援助するために数段階の個室群の活用が有用であるとされている[23]。急性期治療のためにはこのような疾患プロセスに見合った数種類の個室が整備されるべきである。

　また，隔離室には見当識や生活機能を維持するため，採光に配慮し，患者が見やすい位置に時計とカレンダーを設置しなければならない。監視カメラおよび集音マイクを設置している病室を使用するにあたっては，事前に文書および口頭で説明を行うとともに，映像や音声が関係者以外に視聴されることのないよう，プライバシーの保護に十分配慮すること。

6）隔　離

　隔離にあたっては，患者に目的を明確に告知し，安全に十分配慮して実施すること。持込みが許容される物品は確実に把握され，管理されなければならない。身に着けた物品を確認するための入室時（部分開放中も含む）のボディチェックでは，攻撃性が高まることが予測されるため，複数の職員で人権やモラル・品行・礼儀などに十分配慮した上，確実に行うこと。安全性に問題のない信仰や文化的に重要な所持品の隔離室への持込みは許可されるべきである。隔離下にある患者の人権，プライバシー，財産が確実に保護されるよう保障すること。

　静穏化が得られた場合，隔離は速やかに解除されるべきである。観察下での開放（部分開放）を行うことの意義は，閉鎖的空間での処遇に伴う心理的圧迫や拘禁反応などの緩和，回復程度や適応的行動に関する評価目的，急激

な環境変化を避け段階的な移行を目指す目的などであり，あらゆる事例において積極的に試みられるべきである。隔離における主な有害反応は，心理的副作用である。長期化による拘禁反応のほか，不本意な感情反応が生じやすく，特に入室時に激化しやすい。これらの心理反応や精神症状の一時的悪化に伴う種々の行動リスクについて，その可能性を評価し，主な対策となる最小化以外にも共感的関与や可能な範囲での利便の検討，人権に配慮した対応など，個別の状況に応じた対策を講じるべきである。

7）身体的拘束

身体的拘束に用いる器具は，合併症の発生を最小限に抑えられるような，専用に開発された器具を用いること。四肢・体幹ではマグネットタイプのものが比較的安全である。装着については緊急時でも正しい手順で行えるよう，マニュアルの整備と研修会など学習の機会を設けること。身体的拘束下にある患者が他者からの攻撃や有害な干渉から保護されるよう保障するため，ロビーや通路などアクセス制限のない空間や，多床室での身体的拘束は実施すべきではない。ただし，病棟構造的な事情や搬送・移送での例外は考えられる。その場合，常時視野内以上の観察レベル〔Ⅳ節1-4）を参照〕によって，他者からの保護を確保した上でなければならない。

身体的拘束の実施では，心理的副作用（不本意や不自由に伴う苦痛な感情反応）のほか，深部静脈血栓症・肺塞栓症，廃用症候群，褥瘡，絞扼事故の発生など，種々のリスクを伴う。深部静脈血栓症や褥瘡については，発生する可能性を評価するために，個々に定型のアセスメントを行った上，適合する対策を講じるべきである。その他の考え得る有害反応についても発生可能性を評価し，適合する精神医学的対策を講じるべきである。

8）観察と記録

観察と記録は，精神保健福祉法に基づく基準に明記された法的義務を有す医療行為で，必ずこれを行うこと。観察に関して一般に隔離では1日最低1回の診察，身体的拘束であれば頻回の診察が必要とされている。看護師の観察について法的に明確な回数の設定はないが（隔離では定期的，身体的拘束では常時観察を行うとある），諸外国の基準では常時帯同による観察から，特定の時間ごとの具体的な観察頻度を明示しているものもある。行動制限の開始時に記録されなければならない事項は以下のとおりである。

- どのような症状があり
- どのような目的で

- どのような内容の行動制限を
- 誰が判断し
- 誰が告知（説明）して
- いつ（年月日と時刻）開始（解除）したのか

　当然，最終判断者は精神保健指定医である（12時間を超えない場合は非指定医もあり得る）。
　また，以下についても記載が考慮されるべきである。

- 代替方法が検討されたかの経緯
- 告知時の患者の反応
- 家族への報告と説明の経緯
- 同意の有無

　行動制限中には，実施している行動制限の継続必要性とその医学的根拠，行動制限によって生じた有害な反応の有無について，経時的に記載されなければならない。専用の観察シートなどを用いて，これら必須の観察記録事項が遅滞や記入漏れなく記録されることが望ましい。

5．対象者の特性に配慮した介入

1）児童・思春期
（1）興奮・攻撃性の高まった状態にある子どもへの対応
　興奮・攻撃性の高まった状態にある子どもには，叱る，言い聞かせるといった対応だけでは容易に解消しない場合が多く，時として対応者側に危険が生じる場合もある。そのために以下のような対応を慎重に行う必要がある。
　① 距離をとって対応する
　　即座に近づくことは，お互いが暴力的な対応（押さえつける，抵抗するなど）になりがちである。そのため一定の距離をとって話しかけ，話をしようという姿勢をみせる。
　② 話をするきっかけを与える
　　「やめなさい」「だめだといったでしょう」という禁止語を用いることは，すべての責任はあなたにあると決めつけることになるので，「このままだとよくないよ」「少し落ち着こうよ」と話しかけ，子どもからの言い分を話すきっかけを与える。
　③ 刺激を減らす

子どもとの話の中から何が興奮をもたらしたのかを探っていき，それから子どもを遠ざけるようにする。子ども同士であれば相手を遠ざける，集団であれば1人のスペースを確保する。
④ 気持ちを表出させる
　感情表出やコミュニケーション能力が未熟な子どもは，自分の気持ちがわかってもらえなかったり，言葉で説明できない場合に暴力を振るってしまう。少しリラックスしたところで単純な言葉で構わないので今の気持ちを話すように促す。
⑤ 評価と振り返り
　対応者の指示に従い，興奮を鎮めることができた場合は，たくさん褒めてあげるという正のフィードバックが必要である。また，興奮が冷めてきたら一連の行動を振り返り，何でこんなことになったのか，どうすればよかったのかを一緒に考えていく。
⑥ やむを得ない場合は複数で対応する
　すでに興奮・攻撃性がピークに達し，暴力に発展している場合には，複数で対応して加害者の子どもは静かな環境に，それ以外の子どもは安全に避難させて，お互いの被害を最小に抑える。
（2）注意すべきこと
① 力での制圧はできるだけ避けること
　児童・思春期は，乳幼児から小・中・高校生に至るまで年齢の幅がある。そのため各年齢に応じた対応が必要であるが，年齢が低く，身体の小さい子どもに対して，大人である医療者はどうしても物理的な力で押さえつけるような対応になりがちである。そのような対応は，その子どもが育った環境と同じことを繰り返している場合が多く，一時的な興奮・攻撃性の阻止にはなるが，再発を防ぐことにはつながらない。
② 子どもは成長発達の過程にある
　子どもは医療者である大人とのかかわりの中で，多くのことを学んでおり，そのすべてが成長と発達につながっている。そのため表面的な興奮や攻撃性にだけとらわれず，健康的な面も評価して，健全な青年へと導いていきたい。

2）認知症・高齢者

　近年，精神科病院の入院患者のうち認知症性疾患病名での入院患者が増加している。これは精神科病院で最も多いとされる統合失調症に次ぐ数である。その要因は人口動態の変化による高齢人口の急激な増加，平均寿命の伸延化など高齢人口そのものが増えていることによる認知症疾患罹患者の増加が相

関することと，人口の都市集中化，独居老人の増加，地域コミュニティの希薄化など，社会システムそのものの問題も含包している。新オレンジプランでは認知症を地域で支持していくための政策誘導が提言されているが，対応しきれていないというのが実態ではないだろうか。

精神科病院に入院が必要となる要件として「家庭や施設で生活が破綻するなどの激しい周辺症状を呈する患者の周辺症状への治療を速やかに行い，地域に移行することが望ましい」とされる。しかし精神科病院に認知症者が入院後，急激に身体機能，精神機能が低下し地域生活に戻れない症例が後を絶たない。これは認知症者への適切な治療，看護に対する知識，技術が不足していることを表すものである。今後も増加が予測される精神科病院における認知症者に対し適切なケア介入が行えるよう，知識，技術を構築することは急務であると考える。

（1） 認知症者の攻撃性・暴力性の発生機序

認知症者の攻撃性・暴力性を理解するために大脳生理を理解する必要がある。認知症性疾患で最も多いアルツハイマー型認知症は，アミロイドβにより大脳皮質が萎縮することにより大脳皮質の障害が顕著に表れる。最もポピュラーなのは海馬（側頭葉）の萎縮による記憶の障害だが，対応困難となる攻撃性，暴力性は前頭葉機能に由来する。前頭葉はヒトが進化する過程で急速に発達した器官であり，ヒトの高等感情を司る。いわば理性のコントロール中枢であり，「我慢する，相手の立場を尊重する，自律する」など本能的反応を抑制する働きがある。この前頭葉機能は社会生活を継続，維持するために重要な機能である。しかし認知症に罹患すると，前頭葉機能は徐々に衰退し，自己の感情を抑制することが困難となる。これが認知症中期以降に顕著となる認知症者の攻撃性，暴力性の発症機序である。

認知症者の大脳整理を理解する上で，前頭葉機能と同様に重要な器官が大脳辺縁系である。大脳辺縁系は五感を通じて入力された刺激が快か不快かを即座に分類し，身体と情動にそれぞれの反応を起こす器官である。不快刺激が入力されると，大脳辺縁系は身体的に防御の反応をとり，情動は「怒り，攻撃，不安，恐れ，興奮」など攻撃性，暴力性につながる反応をとる。反対に快刺激が入力されると，身体的にはリラックスし情動は「安心，うれしい，楽しい，穏やか」という不快刺激とは逆の反応をとるのである。前述のとおり，認知症者は前頭葉機能の低下により大脳辺縁系の反応である不快刺激への反応が抑制できないため，強いいら立ちや興奮，暴力性が出現するのである。

認知症性疾患において前頭葉機能障害は進行とともに顕著になるが，大脳辺縁系機能は障害を受けることは少ないとされる。そのため不快刺激への反

応も，快刺激への反応も健常者と同様に行われているのである。
(2) 攻撃性・暴力性への介入技術

これまで精神科病院では，認知症者に過度の行動制限，向精神薬による過度の鎮静などを行うことで治療としてきた経緯がある。しかしこの治療は患者の不快刺激を増強することにつながり，攻撃性，暴力性への治療には逆効果である。認知症周辺症状を短期間で改善し早期退院を達成するための看護技術としては，カンフォータブル・ケア[30]の実践がある。

カンフォータブルとは「心地よいこと，快刺激」という意味である。そしてカンフォータブル・ケアはカンフォータブルな刺激を継続的に提供するための看護技術である。

> カンフォータブル・ケアの基本技術
> ① 常に笑顔で対応する
> ② 常に敬語を使う
> ③ 相手を褒める
> ④ 怒っているときはこちらから謝る態度をみせる
> ⑤ 不快なことは素早く終わらせる
> ⑥ 演じる要素をもつ
> ⑦ 気持ちに余裕をもつ
> ⑧ 相手に関心を向ける

カンフォータブル・ケアは認知症者にかかわるすべてのスタッフが実践することが重要である。一部のスタッフが不快となる行動をとることでこのケア技術は無効となる。それだけ認知症者は不快刺激への反応と抑制のバランスが不均衡なのである。すべてのスタッフがこの技術を用いると認知症者は快刺激の中で生活を送ることが可能となり，攻撃性，暴力性の出現頻度は低下する。仮に何らかの不快刺激に反応してもカンフォータブル・ケアを実践することで短時間での鎮静が可能となる。大切なことは普段行う援助自体が認知症者にとっては環境の一部であるということを理解し，意図的に快刺激を提供できる体制を構築していくことであると考える。

V. 暴力インシデント発生後の対応

暴力インシデント発生後の介入を行う目的は，暴力の発生による個人，組織への影響を最小化し，再発を防止することにある。介入の対象は事故の被害者だけでなく，加害者，直接または間接的に事故にかかわった者がすべて

含まれる。

1．感染防止

暴力行為を鎮静化する過程において，患者または職員が受傷し，皮膚組織の損傷，血液・体液の付着が生じた場合は，組織の感染症管理指針に則り，対策を講じなければならない。

2．インシデントの報告および情報共有

非経口的な薬物投与による鎮静，身体的介入，行動制限を要したすべてのインシデントは確実に診療録に記載されるとともに，組織内で定められた形式・方法に従い報告されるべきである。攻撃性・暴力を呈した患者の状態に関する情報は，すべての関係者間で適切に共有され，特に患者の入退院や病棟の移動，転院時などの情報伝達が確実に行われるよう配慮すべきである。

3．事故後のサポート

1）被害者の保護・ケア

死者や重傷者が発生したような極めて深刻なインシデントでは直接，間接に関与したほとんどの者に心理的影響が及ぶ。また被害者本人だけでなく，身近な同僚，上司，部下には二次受傷による心理的反応がしばしば出現する。二次受傷とは，被害者と精神的にかかわりをもつ者に生じるトラウマとそれによる心身反応である。一般的に被害者と心理的距離が近かったり，事故の発生に何らかの自責感を抱いていたりすると二次受傷が生じやすい。ただし，暴力の影響は極めて個人差が大きく，インシデントの客観的な規模とは必ずしも一致せず，攻撃行為や言語的暴力のほうが，身体的暴力を受けた場合よりも深刻な精神的ダメージを負わせることもある。また，ストレス反応は事故直後よりも勤務終了後〜翌日以降に顕在化することが多く，精神科医療従事者の特性[15]にも留意したサポートが求められる。

原則的には，攻撃や暴力のターゲットとなった者は，直ちに攻撃者の視界に入らない場所に保護し，攻撃者が十分静穏化したことが確認されるまで再接近を禁じるべきである。受傷している場合は速やかに，必要な検査，医師による診察や治療，処置を行うこと。職員については，業務遂行の継続が可能かどうか，複数の職員が受傷した場合などは他部署からの応援が必要か，管理職による判断と調整がなされなければならない。また，事故に直接関与

した職員とそれ以外の者では事故に対する関心や態度の差が生じることは避けられない。このため，事故の被害に遭った職員が，事情をよく知らない同僚から不用意な励ましや助言，事故に関する質問，事故回避の可能性についてのコメントなどを受け，かえって孤立感や無力感を抱いたり，同僚や組織に対する怒り，不信感を深めることのないように配慮することが望ましい。事故により病気休暇を取得する場合，職員が確実に支援されるよう，管理者は休暇中ならびに復職にあたってのモニタリングを行い，積極的かつ慎重に対応することが望ましい。また，職員が暴力の被害者になった場合，その職員が加害者になる可能性も高まるため，インシデント発生直後の加害者への直接ケアには，被害に遭った職員を関与させることは避けなければならない。

2）事故後の心理的ケア

インシデントにかかわった職員・患者，インシデントを目撃した他の患者・面会者などには，インシデントへの関与の度合いによらず，危機介入の必要性を査定すべきである。事故後の心理的ケアは関係者の心理的な問題が遷延するのを防ぐ目的で個人および集団で実施し，そのプロセスにおいて関係者のニーズが査定され，必要なアフターケアが提供されるのが望ましい。

深刻なインシデントが関係者にもたらす心理的影響を放置すると，業務能力の低下，人間関係の悪化，士気の低下，燃え尽きや離職といった形で職場内の問題に発展する可能性があることに十分留意する。

（1）当事者以外に対する心理的ケア

事故の被害者あるいは事故の収束にあたっている職員以外の集団（または個人）に対し，インシデントの発生後は速やかに管理者が全員を集合させ，あるいは全員集合が困難な場合にはグループに分けて，事故の概要と対応状況に関する情報提供と，ストレス反応および対処方法の心理教育を実施することが望ましい。この介入は危機管理ブリーフィング（crisis management briefing）[31,32]と呼ばれ，事故当事者以外に安全を保障し，不安や動揺を示している者へのサポートを提供することで，不要な混乱，憶測によるうわさの流布，不安の増大を防ぐのに効果的である。特に，重大な事故発生後は医療チーム内の緊張が高まり，事故のみへの関心の集中，情報伝達の混乱などが生じ，チームが機能不全に陥りやすい。事故を公に扱い，情報を共有することで，職員間のコミュニケーションを改善することが事故の再発防止にも重要である。

（2）事故の収束にあたった職員グループへの心理的ケア

事故の収束にかかわった職員などのグループを対象に，管理者またはシフトリーダーなどが，事態収束後ひと段落着いたところで再集合させ，10〜

20分程度で直ちに実施する。この介入はディモビリゼーション(demobilization)[31,32]と呼ばれるものであり，事故に関してわかっていることとわかっていないことについて再度情報提供し，互いに情報交換をする。この際，栄養ある食物を提供し労をねぎらうのが効果的である。ディモビリゼーションは，事故の収拾にあたった職員の緊張を緩和し，適応的な心的防衛機制を促進し，通常の業務に戻るのを円滑にすることと，職員個人のその後のストレス反応を予測するのに重要な場となる。

(3) 被害者および周囲の者に対する心理的ケア

① インシデント発生直後の対応

インシデント発生直後は，被害者に対して次のことを心掛ける。

- 共感的態度による心理的サポート
- 現実的・実際的な援助（傷の手当，付き添い，休養の保証，勤務交代など）
- 起こり得る心理的反応に関する説明
- セルフケアとしての対処法の説明
- 職場ラインでの相談先の明確化
- さらに援助が必要な場合の相談手段に関する情報提供

深刻なインシデントでは被害者の周囲の者も強い心理的衝撃を受ける（二次受傷）。したがって直接の被害者だけでなく，周囲の者の二次受傷への対応（心理的反応やセルフケア，職場ラインの相談先の説明など）も必要である。

② インシデント収束後の対応

被害者への心理的ケアは以下の3段階に沿って実施する。

i) セルフケア（本人に心掛けてもらう自己対処法）

- ストレス体験がもたらす心理的反応をよく理解する
- 精神的孤立を避け，家族や友人との絆や交流を普段以上に大事にする
- 信頼できる相手に自分の気持ちを聴いてもらうことで，心を軽くする
- プラスの対処行動を積極的に工夫する（趣味やスポーツ，リラクゼーションによる気分転換など）
- マイナスの対処行動はストレス緩和につながらないので避ける（過度の飲酒，じっと引きこもる，一時のうさ晴らしなど）

ⅱ）職場でのケア

- ストレス体験がもたらす心理的反応をよく理解する
- 同僚同士の配慮と支え合いのある職場環境
- ライン（上司）による配慮と取組み
- 長期的影響のモニターと対策検討

ⅲ）専門的ケア

- ストレス症状が強い個人をモニターし，早めに専門的治療を紹介する

なお，以上の内容については普段から職場内研修等で啓発に努めることが望ましい。

4．インシデントのレビュー

　事故から教訓を得ること，職員・患者の支援，職員と患者および関係者との治療的関係性の再構築と促進を目的として職員間でインシデントのレビューを行う。レビューはできるだけ早期に，遅くとも1カ月以内に，事故に直接関係しないリスクマネージャーなど，第三者の協力を得て実施するのが望ましい。事故後の職員の感情的，心理的サポートにおいて管理者の果たす役割は極めて重要であり，事故原因の徹底的な追求と適切な再発防止策の検討を進める役割を同時に担うのは困難な場合が少なくない。このため，職場の管理者以外のリソースの協力を得ることが推奨される。また，攻撃・暴力的行為に関する事故の発生要因は複雑であり，レビューにおいては当事者のみに事故の責任を帰すことのないよう留意すべきである。

　重大な事故のレビューを行うにあたっては，感情的な問題を制御し，安全に話し合いが行えるようにするため，下記のような点に留意して事前の準備を行うことが望ましい。

- 関係者への影響の査定と参加者の調整
　管理者の参加は必須である。当事者はもちろん，職員全員にできれば個人的に話を聞き，事実確認と事故に対する受け止め方，ストレス反応の有無を査定し，出席者を調整する。レビューに参加しない・させない職員に対しての配慮を欠かさないように十分留意する

- 場所，日時，所要時間
    安全な話し合いができる場を準備するには，場所・日付だけでなく，できるだけ参加者が中座しなくてよい，その後の業務への影響へも配慮した時間帯を選択する
- 会場設営
    事故の内容によっては座席の配置，参加者の座り位置も調整する
- レビュー開催の告知
    レビューの開催目的を明確化し，前もって参加者への告知を行っておく
- 当日のレビューの運営
    司会，書記，プレゼンターを誰が担うのが安全か検討し，事故当事者に過度の負担がかからないようにする

レビューでは下記の内容が扱われる。

- インシデント発生の経緯・概要
- 攻撃性・暴力の引き金となった要因
- インシデントにおける患者・職員の動き，果たした役割
- 今後の治療・ケアプラン

　レビュー終了後も，討議記録の保管，関係者への報告を適切に行い，医療チームとして事故に区切りをつけ，得られた教訓を前向きに生かしていく雰囲気を保てるよう，長期的な支援が必要である。

5．加害者への対応

　危機的状況が終息した後，加害者となった患者については日常の活動への復帰に向けてのかかわりと再発防止のための取組みとが必要となる。これには日常の生活に戻るために行うデブリーフィング（debriefing）と，さらに再発予防のための治療的な介入がある。最終的には加害者が起こった出来事から学習し，再発防止へのモチベーションを高め，日常生活に戻った後には再発予防のための取組みが行われる。これには認知行動療法による怒りのセルフマネジメントや危機的状況に対して本人との契約に基づいたケアプランの作成などがある。なお，医療観察法で行われる「内省プログラム」[33]のように重大な他害行為に対しての認識，被害者への共感性を養うためのプログラムも，治療的戦略のモデルとして今後普及していくことが期待される。

いずれの過程でも医療者だけが方針の決定を行うことは望ましくない。当事者（もしくは代弁者）と協働して意思決定をすすめることが重要である。

1）デブリーフィング

ここでいうデブリーフィングは心理学的デブリーフィングとは異なるものであり，「暴力がもたらす不利益に気づき，代替的な行動ができるように学習する」[14]ことが目的である。Six Core Strategies では「隔離・身体的拘束が行われた後，隔離・身体的拘束実施の詳細な分析から知識を得て，その知識を活かして次の実施を回避するための考え方，手順と実践を普及することを基本とする」「隔離・身体的拘束の実施にかかわったすべてのスタッフそして当事者である患者（医療消費者），同様にそこに居合わせた人にも隔離・身体的拘束によって心的外傷となる心理的副作用を和らげること」という2つのゴールを目指してデブリーフィングが行われる[22]。これはもともと「危機的出来事について何が起こったか，また次の結果が予防できるかあるいは起こっても，少しでも良くなるように厳密に分析すること」[34]から発展しており，暴力という危機的出来事を当事者が分析できるよう援助するためのツールとなる。

デブリーフィングは，日常の生活に戻るためには引き金となった問題の解決や出来事によって崩れた人間関係の修復を含む[35]。加害者である当事者は自身の置かれた状況や処遇に対して不公平感をもつ場合もある。このため加害者にかかわる際には加害者が公平であると感じることができ，ポジティブな関係をとれるスタッフであって，責任をもつ立場の者（多くの場合は医師や病棟師長，主任級スタッフ）が行うことが望ましいとされる。患者には以下のことについて話を聞いていく。

- インシデントに先行した事象 （どんな状況だったか）
- インシデントの内容（どんなことが起こったか）
- 内面の言語化の促し
- インシデントの間，加害者自身はどう行動したか
- インシデントの結果，本人や周囲の人はどうなったか
- 関係の再構築に向けた準備（被害者への謝罪，他の患者への説明）
- 関係の再構築とその後のかかわり
- 再発予防のための方法は何か

かかわるスタッフはスタッフ側からはどういうことが観察されていたかについても話しながら，当事者が自身に起こった変化に気がつくように話を進

める。
　⑥～⑧はその場だけでなく時間をかけて行う必要があることもある。加害者が他罰的な意識から謝罪したいという気持ちに変化していく過程をサポートしつつ謝罪等を行う。

2）日常の対応
（1）危機的状況に対する契約に基づいたケアプラン
　リスクの高い当事者と危機的状況になることについて，その引き金となるような要因や対処法について当事者と共に検討し，契約として当事者，スタッフ双方の署名をした文書を作成しておく。このことで危機的状況に対して当事者の選択を取り入れた管理的でない有効な介入がなされ，危機的状況を回避することができる。
（2）アンガーマネジメント
　怒りに対して，認知行動療法としてのアンガーマネジメントが有効であることが確認されている。日常のプログラムとして導入可能ならば検討することも必要である。

引用・参考文献
1) 社団法人日本看護協会：保健医療福祉施設における暴力対策指針―看護者のために．2006
2) lindenmayer JP, Crowner M, Cosgrove V: Emergency treatment of agitation and aggression. Emergency Psychiatry (ed. Allen MH), Review of Psychiatry vol. 21, American Psychiatric Publishing, Washington DC, 2002
3) laine C, Davidoff F: Patient-centered medicine : A professional evolution. JAMA 275: 152-6, 1996
4) Truog RD: Patients and doctors evolution of a relationship. N Engl J Med 366: 581-5, 2012
5) NICE: Service user experience in adult mental health : improving the experience of care for people using adult NHS mental health services. Clinical guideline 136. NICE, london, 2011
   [https://www.nice.org.uk/guidance/cg136/resources/guidance-service-user-experience-in-adult-mental-health-improving-the-experience-of-care-for-people-using-adult-nhs-mental-health-services-pdf]
6) Substance Abuse and Mental Health Services Administration (SAMHSA): TIP 57: Trauma-informed care in behavioral health services. 2014
7) Hopper EK, Bassuk El, Olivet J: Shelter from the storm: trauma-informed care in homelessness services settings. The Open Health Services and Policy Journal 3: 80-100, 2010
8) Goodman lA, Dutton MA, Harris M: The relationship between violence dimensions and symptom severity among homeless, mentally ill women. J Trauma Stress 10: 51-70, 1997

9) Mueser KT, Goodman lB, Trumbetta Sl, et al: Trauma and posttraumatic stress disorder in severe mental illness. J Consult Clin Psychol 66: 493-9,1998
10) De Bellis MD, Zisk A: The biological effects of childhood trauma. Child Adolesc Psychiatr Clin N Am 23: 185-222, 2014
11) Department of Health: Equity and excellence: liberating the NHS, 2010 [www.dh.gov.uk/prod_consum_dh/groups/dh_digitalassets/@dh/@en/@ps/documents/digitalasset/dh_117794.pdf]
12) NICE: Violence and Aggression: Short-term management in mental health, health and community settings Updated edition（NICE guidelines NG10）. 2015 [http://www.nice.org.uk/guidance/ng10/evidence/full-guideline-60711085]
13) NICE: Violence: The short-term management of disturbed/violent behaviour in psychiatric in-patient settings and emergency departments. Clinical Guideline 25, 2005
14) 包括的暴力防止プログラム認定委員会編：医療職のための包括的暴力防止プログラム．医学書院，東京，2005
15) 鈴木啓子 , 吉浜文洋編著：暴力事故防止ケア．精神看護出版，東京，2005
16) Glick RL, Berlin JS, Fishikind A, et al : Emergency psychiatry: Principles and practice. lippincott williams & wilkins, Philadelphia, 2008, pp 117-47.
17) 藤田純一：精神科における頓用薬使用の実態と今日の課題．eらぽーる，2007 [https://www.e-rapport.jp/team/optimize/optimize01/01.html]
18) Fujita J, Nishida A, Sakata M, et al: Excessive dosing and polypharmacy of antipsychotics caused by pro re nate in agitated patients with schizophrenia. Psychiatry Clin Neurosci 67: 345-51, 2013
19) Chakrabarti A, Whicher E, Morrison M, et al: 'As required' medication regimens for seriously mentally ill people in hospital. Cochrane Database Syst Rev 18: CD003441, 2007
20) Bowden MF: Audit: Prescription of 'as required' (p.r.n.) medication in an in-patient setting. Psychiatr Bull 23: 413-6, 1999
21) Huckshorn KA: Six Core Strategies to Reduce the Use of Seclusion and Restraint Planning Tool©. National Technical Assistance Center, Alexandria, 2005
22) Huckshorn KA: Reducing seclusion restraint in mental health use settings: core strategies for prevention, J Psychosoc Nurs Ment Health Serv 42: 22-23, 2004（吉浜文洋，杉山直也，野田寿恵訳：精神科保健領域における隔離・身体拘束最小化−使用防止のためのコア戦略．精神科看護 37（6）：52-6，（7）：54-7，（8）：49-53，（9）：65-73，2010
23) 杉山直也：行動制限最小化に関する研究の報告．厚生労働科学研究費補助金（障害者対策総合研究事業），精神科救急医療における適切な治療法とその有効性等の評価に関する研究（H23- 精神 - 一般 -008）平成 24 年度総括・分担報告書（研究代表者：伊藤弘人）．2014
24) 浅井邦彦，五十嵐良雄，久保田巌，他：精神科医療における行動制限の最小化に関する研究−精神障害者の行動制限と人権確保のあり方．平成 11 年度厚生科学研究受補助金（障害保健福祉総合研究事業）（主任研究者：浅井邦彦）．2000
25) 八田耕太郎，野木　渡，五十嵐良雄，他：精神科医療における隔離・身体拘束に関する研究．精神神経学雑誌，105: 252-73，2003
26) Allen MH, Forster P, Zealberg J, et al: Report and recommendations regarding psychiatric emergency and crisis service: A review and model program descriptions. APA task force on psychiatric emergency services. American Psychiatric Association, Atlanta, 2002
27) Allen MH, Currier GW, Carpenter D, et al: The Expert consensus guideline series.

Treatment of behavioral emergencies 2005. J Psychiatr Pract（Suppl）1: 5-108, 2005
28) Zusman J: Restraint and Seclusion: Understanding the JCAHO standards and federal regulations, 3rd ed. Opus communications, 2001
29) Gaskin CJ, Elsom SJ, Happell B: Interventions for reducing the use of seclusion in psychiatric facilities: reviw of the literature. Br J Psy Chiatry 191: 298-303, 2007
30) 一般財団法人仁明会精神衛生研究所監，大塚恒子編：老年精神医学－高齢患者の特徴を踏まえてケースに臨む．精神看護出版，東京，2013
31) GS エヴァリー，JT ミッチェル著，飛鳥井望監訳，藤井厚子訳：惨事ストレスケア―緊急事態ストレス管理の技法．誠信書房, 東京，2004
32) JT ミッチェル，GS エヴァリー著，高橋祥友訳：緊急事態ストレス・PTSD 対応マニュアル―危機介入としてのディブリーフィング．金剛出版, 東京，2002
33) 今村扶美，松本俊彦，藤岡淳子，他：重大な他害行為に及んだ精神障害者に対する「内省プログラム」の開発と効果測定．司法精神医学 5：2-15，2010
34) Scholtes PR, Streibel BJ, Joiner Bl : The team handbook（2nd ed). Madison, Oriel, 1998
35) 山口しげ子：行動制限の最小化に向けた取り組み―包括的暴力防止プログラムにおけるディブリーフィングの実際．
［https://www.e-rapport.jp/team/action/sample/sample12/01.html］

第 4 章

薬物療法

- Ⅰ. 焦燥・興奮に対する薬物療法
- Ⅱ. 昏迷,拒絶(拒食・拒薬),摂食量の不足
- Ⅲ. 精神病性障害急性期の薬物療法

第4章

薬物療法

はじめに

　急性の精神疾患，特に興奮を伴う疾患は，エビデンスのつくられにくい領域である。その典型である救急・急性期の現場で生じた臨床疑問に対して，その現場に則しかつ信頼に足る解答を見つけることは，意外に容易ではない。現場で生じる疑問の多くは，理想的な治療経過をたどらない患者についてである。しかし，一般的な臨床ガイドラインは，臨床試験に対してインフォームドコンセントを取得できる，いわば理想的な患者しか組み入れにくい二重盲検ランダム化比較試験（RCT）の成果をもとにしていることが多いため，ガイドラインの推奨内容はそのような患者に対しては有用である一方，対象にしていない現場で治療を試行錯誤するような状況については本質的には答えられない（図4-1）。

　しかし，精神科救急医療が，いつまでも先輩からの伝承のもとになされてきた多剤併用・大量療法，副作用管理は錐体外路症状に関するものくらいといった医療慣行にとどまるわけにもいかない。1990年代中盤からの医療訴訟の増加も相まって，ある程度標準的な精神科救急治療技法が求められるようになった。本学会の2003年版ガイドラインは，こうした背景から，急性精神病状態における生理学的異常，非経口鎮静に伴う呼吸抑制，haloperidol静注によるQT延長など，東京都立墨東病院で構築した安全面に関するエビデンスをもとに，最小限の必要事項をまとめたものであった。2009年版ガイドラインには，本学会が組織したJapan Acute-phase Schizophrenia Trial（JAST）Study Groupによる効果面のエビデンスが加えられて改訂された。このJAST Study Groupは，全国の精神科救急医療機関の多施設共同研究で，研究費は厚生労働科学研究費や国立精神・神経医療研究センターの精神・神経疾患研究開発費により，中立を保っている。バイアスを減らして質を追求することと過酷な現場で実施するという並び難い2点の妥協点として，ランダム化臨床試験の際には二重盲検でなく評価者盲検で実施している。大きな目的は，真の現場からのエビデンスをもとに

第4章　薬物療法

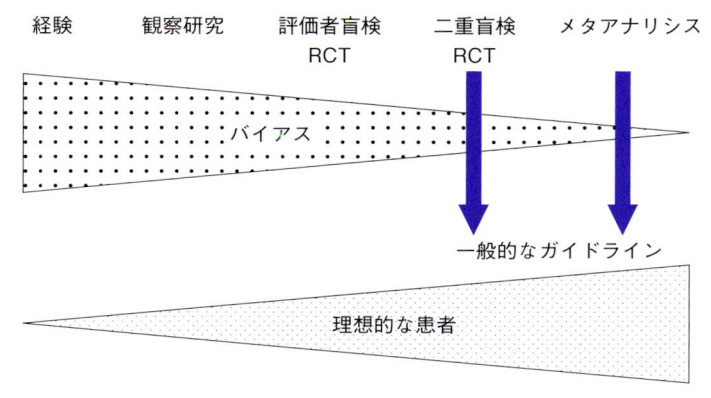

図4-1　精神科救急の現場で，何を基準に薬剤選択するか？[1]

『精神科救急医療ガイドライン』の改訂を継続することである（図4-2）。

　今回の改訂には，このJAST Study Groupによって2009（平成21）年から2013（平成25）年までに行った抗精神病薬早期反応不良例に対する各種介入法のRCTの成果，すなわち①抗精神病薬に対する反応性の早期予測について，②抗精神病薬に対する早期反応不良例における切替えの効果について，③抗精神病薬に対する早期反応不良例における上乗せ併用の効果について，④通常量の抗精神病薬に反応不良な場合の高用量投与について，⑤抗精神病薬に対する早期反応不良例における切替えと併用との比較について（図4-3）を盛り込み，2009年以降のPubMedを中心とした文献検索をし，本学会医師会員を対象に2014（平成26）年11月に実施したエキスパート・コンセンサス調査の結果も参考に加えた。前回2008（平成20）年の調査から6年間の変化も興味深い。

　本ガイドラインは，即応性・確実性と軌道修正可能・安全性との並立を理想とし，その特徴は，現場感覚と実証性とを並立させる視点である。今後の改訂に向けて建設的なご意見をお寄せいただければ幸いである。

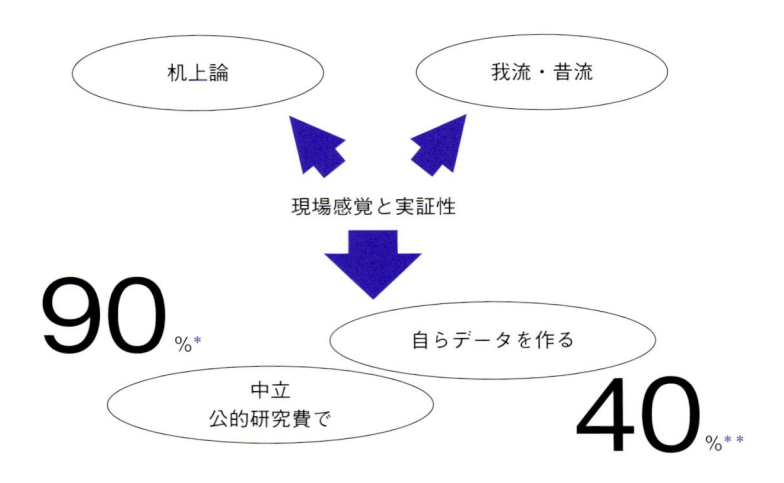

```
         机上論              我流・昔流
           ↖              ↗
            現場感覚と実証性
                 ↓
90%*                    自らデータを作る
      中立
      公的研究費で                40%**
```

精神科救急医療機関の多施設共同研究グループ
JAST (Japan Acute-phase Schizophrenia Trial) Study Group

図4-2　日本精神科救急学会のガイドライン作成理念
＊第二世代抗精神病薬同士を直接比較した42論文のうち33報が製薬会社による資金提供を受けており、このうち90.0%はスポンサー企業の薬剤が優る試験結果となった[2]。
＊＊統合失調症患者の40%は新薬の臨床試験には不適格になる[3]。

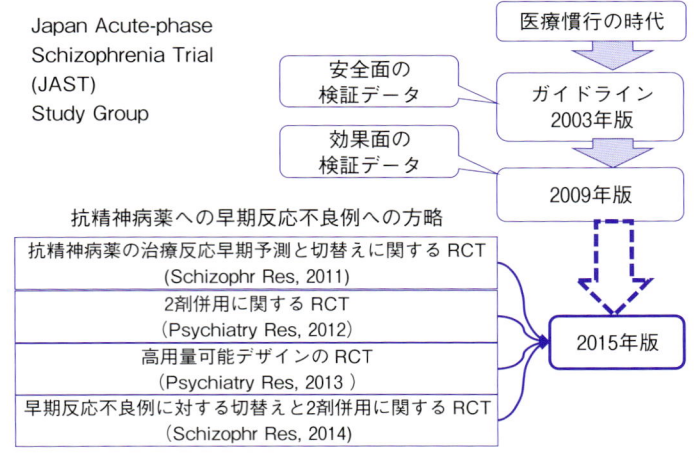

```
Japan Acute-phase                              医療慣行の時代
Schizophrenia Trial          安全面の              ↓
(JAST)                       検証データ ──→    ガイドライン
Study Group                                    2003年版
                             効果面の              ↓
                             検証データ ──→    2009年版
   抗精神病薬への早期反応不良例への方略              ↓
┌─────────────────────────────┐
│ 抗精神病薬の治療反応早期予測と切替えに関するRCT │
│ (Schizophr Res, 2011)                          │
├─────────────────────────────┤
│ 2剤併用に関するRCT                              │──→ 2015年版
│ (Psychiatry Res, 2012)                         │
├─────────────────────────────┤
│ 高用量可能デザインのRCT                         │
│ (Psychiatry Res, 2013)                         │
├─────────────────────────────┤
│ 早期反応不良例に対する切替えと2剤併用に関するRCT │
│ (Schizophr Res, 2014)                          │
└─────────────────────────────┘
```

図4-3　『精神科救急医療ガイドライン』薬物療法改訂作業の工程[4]

I. 焦燥・興奮に対する薬物療法

1. 原　則

（1）興奮・攻撃性などの標的症状と身体合併症が潜在する可能性を見極めつつ，即応性・確実性と軌道修正可能・安全性の並立を理想とすること。

【解説】
　精神科救急の現場では，内向き（自殺の方向）あるいは外向き（暴力の方向）の攻撃性を制御することが第一の仕事である。しかし，その背景にある疾患を短時間で鑑別することが難しいこともあり，判断が後手に回ってしまうこともある。また，予期しない合併症が潜在したり，副作用が予想より強く出たりする可能性もある。したがって鎮静法は，「予測し難い精神科救急患者の身体状況，精神症状の変化に即応でき，しかもいつでも軌道修正できる」という確実性と安全性を両立する視点から薬剤を選択して組み立てなければならない。

2. 投与経路の選択

　焦燥・興奮を呈する患者に対して薬剤を投与する場合，患者が診療に協力できるか拒否するかによって二分される（図4-4）。
（1）診療に協力できる場合は内服投与すること。拒否する場合は非経口的な投与経路，すなわち筋注あるいは静注が選択される。
（2）筋注による鎮静は，身体管理をしにくいため，重篤な身体疾患の潜在が否定的であること，および脱水や筋原性酵素の高値といった生理学的異常の程度も軽度であることを踏まえて行うことが望ましい。
（3）静注による鎮静は，眠らせる必要がある場合に行う。

【解説】
　鎮静行為は，可能な限り多くのスタッフを集めてから開始する。興奮患者は意識が清明であれば，相対する人の数が圧倒的に多数であることを認識して戦意を喪失し，言語的介入に応じやすくなるからである。もちろん応じなくて抵抗する場合においても，圧倒的多数で徒手拘束するほうが安全であることはいうまでもない。このように鎮静は，まず数の力で圧倒してから言語的介入によって開始されることが理想である[5,6]。冷静に話しかけ援助者で

```
┌─────────────────────────────────────────────────┐
│ □  患者は協力的か？                              │
│   例：□ 問診に応じるか？                         │
│       □ バイタルサイン・チェックに応じるか？      │
│       □ 内服の勧めに応じるか？                   │
│ □  協力的とはいえないが，内服か注射かの問いに対して，内服を選ぶか？ │
│    かつ 再度攻撃的になった場合，現有スタッフで徒手拘束可能か？ │
└─────────────────────────────────────────────────┘
              Yes         No
               ↓           ↓
            【内服】  ┌─────────────────────────────────────┐
                     │ □ 眠らせる必要があるか？              │
                     │  例：□ 頭部CTなど静止を要する検査が必要 │
                     │      □ 輸液以上の身体管理を要する      │
                     │      □ 興奮・攻撃性が著しい            │
                     │      □ 自傷・自殺の危険性が高い        │
                     └─────────────────────────────────────┘
                              Yes         No
                               ↓           ↓
                            【静注】     【筋注】
                      この場合，パルスオキシ
                      メーターによる観察が必要
```

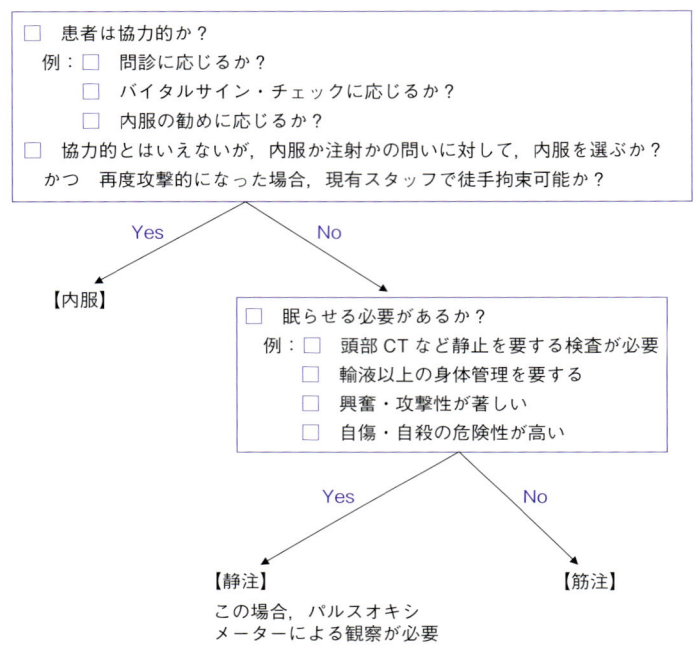

図4-4 焦燥・興奮に対する薬物療法フローチャート

あることを伝え，興奮を鎮める。言語的介入による鎮静効果は通常暫時のものであるため，薬物療法の付加が必要である。それによって鎮静が持続することになる（図4-5）[7]。

　診療に協力できる場合は内服投与する。しかし，攻撃性が強過ぎたり，被害妄想のために極めて猜疑的であったり，せん妄などの意識障害が重畳したりする場合は，取り付く島がないためあまり時間をかけずに非経口投与による鎮静処置のための準備に移る。筋注による鎮静は，身体管理をしにくいため，身体合併症の潜在の可能性が低いことが前提となる。静注による鎮静は，眠らせる必要がある場合に行う。それは診療に協力しない患者のうち，例えば頭部CTなど静止を要する検査が必要なとき，脱水・高CPK血症などのホメオスターシスの崩れや合併症などのために輸液以上の身体管理を要するとき，興奮・攻撃性が著しく，集められる人手では再度の興奮に際して徒手拘束不可能と予測されるとき，自傷・自殺の危険性が高いとき，などがあげられる。静注によって眠らせる鎮静を行う場合には，パルスオキシメーターによる呼吸状態の観察を併せて行う必要がある。

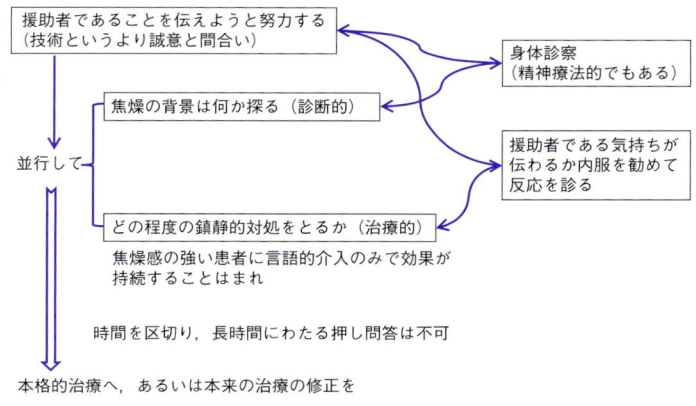

図 4-5　焦燥感の強い患者との問題指向型コミュニケーション[7]

1）内服

（1）精神科救急領域において第二世代抗精神病薬は haloperidol と症状改善で差がなく錐体外路症状が少ないことが明らかにされているが，特定薬剤を推奨するほどの根拠はない。risperidone 内用液および olanzapine 口腔内崩壊錠は，服用に水を要しないため，救急場面での取扱い上，有利といえるかもしれない。

（2）抗不安薬の投与が相応しい状態に対して，あるいは抗精神病薬に併用する薬剤としては，代謝の単純な lorazepam が望ましい。

【解説】
　内服による鎮静の場合，第一世代抗精神病薬の役割は小さくなり，第二世代が主流となっている。精神科救急現場での研究のデザインと実施の困難さから良質の研究報告は少ないが，現在の流れを裏づける報告は散見される。攻撃的行動を Modified Overt Aggression Scale（MOAS）および Brief Psychiatric Rating Scale（BPRS）の hostility-suspiciousness factor を指標に 72 時間観察した研究では，改善の程度において risperidone, olanzapine, quetiapine, haloperidol の群間で有意差は認められず，錐体外路症状は haloperidol 群が多かったと報告されている[8]。olanzapine と haloperidol を第 3 病日までに 20mg まで急速に増量させて Positive and Negative Syndrome Scale（PANSS）Agitation subscale の変化を比較した研究では，それぞれの群が 1 時間後には有意に改善を示したが群間の差は見出せなかったと報告されている[9]。lorazepam の併用下に risperidone と haloperidol を BPRS および PANSS を指標に比較した研究でも，30 分

後，90分後ともに群間の差は見出せなかったと報告されている[10]。43例の激しい興奮患者にhaloperidol 15mg, olanzapine 20mg, あるいはrisperidone 2～6mgをランダム割付けして評価者盲検で5日間観察した試験でも，2時間以内の症状改善も5日間の改善においても薬剤間の優劣はなかったと報告されている[11]。このように，第二世代抗精神病薬はhaloperidolと症状改善に差がなく錐体外路症状が少ないという知見が救急精神医学領域でも蓄積されている。JAST Study Groupでは，olanzapine口腔内崩壊錠群とrisperidone液剤群との間で，PANSS Excitement Component（PANSS-EC）の1時間の推移に有意差は認められなかったことを報告している[12]。

第二世代抗精神病薬個々の検討において，quetiapineは，中等度の精神病性興奮の患者に100mg，150mgあるいは200mgを投与して，50%の患者が120分までに40%以上のPANSS-ECの改善を示したと報告されている[13]。この際，40%の患者に起立性低血圧が認められ，特に25%の患者の起立性低血圧は臨床的意義のある水準であったという。これに対して，2日間で400mgまで増量しても安全性に問題はなかったという報告もある[14]。

米国エキスパート・コンセンサス・ガイドラインでは，olanzapine単独，risperidone単独あるいはbenzodiazepine系薬剤との併用，haloperidolとbenzodiazepine系薬剤との併用が第一選択薬とされている。quetiapineはperphenazineとともに第二選択薬となっている。chlorpromazineは第三選択の水準となっている[15]。

2014年11月に本学会の全医師会員を対象（製薬会社所属の医師を除く）に行ったエキスパート・コンセンサス調査（有効回答者225名，回答率33%；各質問に1剤のみ回答）では，精神病性の焦燥・興奮に対して内服による鎮静を図る際，第一選択としてolanzapine（45%）とrisperidone（44%）の推奨が伯仲した。圧倒的支持のこの2剤に続いたlevomepromazineは3%のみであった。2008年の調査に比べてrisperidoneおよびlevomepromazineが減りolanzapineが増えている。非精神病性の焦燥・興奮に対する内服による鎮静では，lorazepam（24%），risperidone（20%），olanzapine（17%），quetiapine（13%）の順であった。

初発か服薬歴があるか，高齢か否か，身体的に健常か，標的症状の程度はどうかによって薬剤の種類と量が決定されるが，いずれも初回投与の効果をみて数時間後に以降の量を決定するほうが安全である。

2）筋注
（1）筋注する薬剤を選択する際，有用性が実証されている haloperidol と promethazine との併用や olanzapine が望ましい。
（2）haloperidol を筋注する際，錐体外路症状，特にジストニアやアカシジアといった急性で重篤な副作用の発現に備えるべきである。筋注の抗パーキンソン薬は，biperiden でも代替可能である。

【解説】
　筋注製剤のうち実証的検証がなされてきたものは，haloperidol，olanzapine，および benzodiazepine 系薬剤である。精神病性興奮を呈した 37 例に 2 mg の lorazepam あるいは 5 mg の haloperidol の筋注を割り付け，30 分ごとに必要に応じて追加するデザインで比較した研究では，4 時間後の BPRS や clinical global impressions（CGI）の減少に有意差は認められなかったと報告されている[16]。さらに，少数例の比較ながら haloperidol と lorazepam との併用群（9 例）は，lorazepam 単独群（11 例）より 60 分後の OAS の改善率が高かったと報告されている[17]。精神病性興奮を呈した 98 例を haloperidol，lorazepam，あるいは両者の併用に割り付けて比較した研究では，併用群が単独群よりも効果発現の速さで優り，副作用の発生率に差はみられなかったと報告されている[18]。これらの結果をわが国の筋注製剤に当てはめると，lorazepam の前駆体である diazepam と haloperidol との併用の有効性が推測される。しかし，diazepam の筋注は吸収が安定しないため推奨されていない[6]。一方，200 例の興奮患者を lorazepam（4 mg）あるいは haloperidol（10mg）と promethazine（25〜50mg）との併用に割り付けて比較した研究では，haloperidol と promethazine との併用群のほうが効果発現が速く，2 時間後の臨床症状の改善度も高かったと報告されている[19]。さらに，興奮や危険な行動のために筋注を要した患者 316 例を haloperidol（5〜10mg）あるいは haloperidol（5〜10mg）と promethazine（25〜50mg）との併用に割り付けて比較した研究では，haloperidol と promethazine との併用群のほうが 20 分までに鎮静される割合が高かったと報告されている[20]。しかし，それ以降観察を続けた 120 分までの間での差は認められなかったという。ただし，副作用として急性ジストニアが出現した 10 例はすべて haloperidol 単独群であったとも報告されている。
　olanzapine については，2001 年に統合失調症の急性興奮に対して haloperidol との二重盲検試験が実施されている。筋注量は olanzapine 10mg に対して haloperidol 7.5mg であったため，等価換算上

haloperodolのほうが有利であるが，初期45分間は効果においてolanzapineが優り，最終的な錐体外路症状の出現もolanzapineが少なかったと報告されている[21]。ただし，この試験はolanzapineの開発企業が資金を提供している。別の資金面で中立な試験では，精神疾患による興奮や危険な行動のために筋注を要した患者300例をolanzapine 10mgあるいはhaloperidol 10mgとpromethazineとの併用にランダムに割り付けて比較した結果，4時間の間に追加を要した割合はolanzapine群43％に対してhaloperidolとpromethazineとの併用群21％で，副作用の出現には差は認められなかったと報告されている[22]。ただし，この試験は等価換算上haloperodolのほうが相当に有利である。さらに別の資金面で中立な評価者盲検RCTでは，haloperidol 2.5mgとpromethazineとの併用，haloperidol 2.5mgとmidazolam 7.5mgとの併用，ziprasidone 10mg，あるいはolanzapine 10mgにランダム割付けした結果，90分間の症状改善はhaloperidol 2.5mgとmidazolam 7.5mgとの併用およびolanzapine 10mgが優り，24時間の錐体外路症状出現はhaloperidol 2.5mgとpromethazineとの併用に多かったと報告されている[23]。ただし，この試験は等価換算上haloperidolが不利である。olanzapineの開発企業が資金提供した台湾での二重盲検RCTでは，olanzapine 10mgとhaloperidol 7.5mgとの間で効果も安全性も同等であったと報告されている[24]。

　midazolamについても検討されている。攻撃的で重度の興奮を呈した111例をmidazolam 5mg，haloperidol 5mg，あるいはlorazepam 2mgに割り付けて比較した研究では，鎮静までの平均時間がmidazolam 18.3分（SD14）であったのに対してhaloperidol 28.3分（SD25），lorazepam 32.2分（SD20）といった結果で，midazolamが有意に速かったと報告されている[25]。その後の覚醒までの時間も，midazolam 81.9分であったのに対してhaloperidol 126.5分，lorazepam 217.2分といった結果で，midazolamが有意に短かったと報告されている。301例の興奮患者をmidazolamあるいはhaloperidolとpromethazineとの併用に割り付けて比較した研究では，20分までに鎮静された割合がmidazolam群では89％であったのに対してhaloperidolとpromethazineとの併用群では67％といった結果で，midazolam群のほうが有意に鎮静効果の発現が速かったと報告されている[26]。しかし，1時間後には両群とも90％が鎮静されて差は認められず，midazolam群では1例に一過性の呼吸抑制が出現したと報告されている。このようなmidazolamの筋注における即効性と短時間作用の特徴は，鎮静場面で有利な場合も不利な場合もあり，呼吸抑制の

危険性が潜在することも念頭に置かなければならない。以上，筋注による鎮静のRCT研究からは，haloperidolとpromethazineとの併用およびolanzapineの有効性が実証されており，安全性も高い。

　前述の本学会のエキスパート・コンセンサス調査で，精神病性の焦燥・興奮に対する鎮静のための筋注製剤の第一選択（1剤のみ回答）は，olanzapine（45%），haloperidol（22%），haloperidol + biperiden（17%），levomepromazine（5%）の順であった。2008年に比べてlevomepromazineが減りolanzapineが増えている。非精神病性の焦燥・興奮に対する鎮静では，diazepam（39%），levomepromazine（16%），haloperidol（14%），haloperidol + biperiden（12%），olanzapine（12%）の順であった。

　1回の筋注から次の筋注までの間隔は筋注した際の血中濃度の推移を考慮すれば30〜60分程度が推奨されている[27]。しかし，興奮あるいは攻撃性の程度が著しい場合，先の筋注の量を補う目的で間隔はそれより短くなる。また，総投与量が医薬品添付文書（能書）の上限を超えるとしても，目前の興奮あるいは攻撃性の亢進した患者を治療することが優先されるためやむを得ないことである（後述）。ただし，olanzapineは能書においては，「通常，成人にはオランザピンとして1回10mgを筋肉内注射する。効果不十分な場合には，1回10mgまでを追加投与できるが，前回の投与から2時間以上あけること。また，投与回数は，追加投与を含め1日2回までとすること」と規定されている。

3）静注
（1）静注可能な製剤は，haloperidol，benzodiazepine系薬剤，barbiturate系薬剤であるが，鎮静のための最初の静注は，安全性の面から，haloperidolあるいはbenzodiazepine系薬剤とすること。
（2）benzodiazepine系薬剤を静注する際は，拮抗薬であるflumazenilを準備すること。
（3）benzodiazepine系薬剤，barbiturate系薬剤を静注する際は，パルスオキシメーターによる呼吸状態の観察を並行し，バック・バルブ・マスクを用意すること。
（4）haloperidolの静注が高用量になる場合は，心電図モニターで観察するべきである。
（5）benzodiazepine系薬剤を少量にとどめたい場合，あるいはbenzodiazepine系薬剤による脱抑制を避けたい場合，haloperidolを最初に静注することが望ましい。

【解説】
　静注可能な製剤は，haloperidol，benzodiazepine系薬剤，barbiturate系薬剤であるが，それらの薬剤の精神病性興奮に対する有効性の比較に関する検討は，最近のわが国の多施設共同研究の成果が唯一である。それによると，haloperidolとbenzodiazepine系薬剤との間で，benzodiazepine系薬剤を先に静注するよりhaloperidolを先に静注するほうが，最終的に必要となるbenzodiazepine系薬剤の静注量が少なくて済むことが報告されている[28]。さらに，barbiturate系薬剤であるthiopentalを必要とした患者に最初に静注された薬剤はhaloperidolよりbenzodiazepine系薬剤の頻度が有意に高かったことも報告されている[29]。これらの知見は，最初に静注するbenzodiazepine系薬剤が，場合によっては脱抑制を惹起する可能性を示しているのかもしれない。その他，静注による鎮静を施された統合失調症の精神科救急患者77例において，OASによる評価から攻撃性の持続の程度を3段階に分けた結果，攻撃性が持続する群ほど，救急診療時の非協調性が有意に高かったこと，鎮静の際に要したflunitrazepamの量が有意に多かったこと，および鎮静による睡眠からの覚醒が有意に速かったことが報告されている[30]。したがって，救急診療時の非協調性が高い場合や鎮静の際に要するbenzodiazepine系薬剤の量が多い場合には，早期からhaloperidolの静注を併用することの合理性が示唆される。一方，安全性に関する検討は，呼吸抑制および重篤な不整脈の危険性といった視点からなされている。まず，呼吸抑制に関する検討では，静注による鎮静処置を施された連続する100例の精神科救急患者のうち，5例に呼吸抑制が生じ，benzodiazepine系薬剤の静注とlevomepromazineの筋注との併用例で有意に呼吸抑制の発生率が高かったと報告されている[31]。特に，呼吸抑制が発生した5例のうち4例は注射直後でなく遅れて呼吸抑制が発生しており，注射後2時間半経過した時点での呼吸抑制の発生例もあった。59例の前向き研究でも，flunitrazepam静注単独あるいはflunitrazepam静注とhaloperidol静注との併用群と比較して，flunitrazepam静注とlevomepromazine筋注との併用群は有意に呼吸抑制の発生率が高く，しかもその発生が静注から遅延すること，静注から1時間の経過のうちにSpO_2の回復が不安定なことが報告されている[32]。これらの報告から，睡眠を伴う鎮静処置の際には，SpO_2の持続監視が必須であることが示唆される。鎮静のための睡眠の導入には，拮抗薬のあるbenzodiazepine系薬剤がbarbiturate系薬剤より安全性において優るが，確実性においては劣る。barbiturate系薬剤は，気管支喘息を合併する患者において発作を誘発する危険性があるため留意する。

なお，静注によって眠らせる場合，バッグ・バルブ・マスク，酸素，口腔内・咽頭部吸引，経鼻・経口エアウェイ，flumazenil の準備が必要である。benzodiazepine 系薬剤の静注により呼吸抑制が出現した場合，拮抗薬である flumazenil を静注して回復を図る。具体的には，まず 0.2mg（2/5A）を投与し，必要に応じて 0.1mg ずつ追加する。1mg（2A）まで投与可能，極量は 2 mg である。半減期が 50 分と比較的短いため，いったん呼吸回復後に再度呼吸抑制に陥ることがある。したがって呼吸回復後もその点に留意して観察する必要がある。

　重篤な不整脈の危険性に関する検討では，連続した 47 例の静注による鎮静処置を施された精神科救急患者において，flunitrazepam 静注と haloperidol 静注との併用群は，flunitrazepam 静注単独群と比較して有意に QTc が延長しており，その QTc の延長は haloperidol 投与量と相関したと報告されている[33]。しかし際立った QTc 延長例はわずかで，haloperidol 静注を受けた連続する 307 例の精神科救急患者において，持続的な心電図監視にもかかわらず心室頻拍などの重篤な不整脈を呈した症例はなかったと報告されている[33]。その後 haloperidol の QTc 延長に関する検討は，筋注では lorazepam との比較がなされ，haloperidol が有意な QTc 延長をもたらすものの最小限の範囲で，大半の患者に臨床的影響がないことが示唆されている[34]。一日量 35mg までの静脈内投与では torsades de pointes と関連することはまれとの報告もある[35]。2009 年までの文献検索で収集した haloperidol 静注後 torsades de pointes を惹起した 54 例の解析では，97% に別の危険因子の併存があり，催不整脈性の薬剤の併用が最頻であったこと，5 mg 以上投与されていたことが報告されている[36]。haloperidol を静注した 175 例のうち，QTc 延長を来した症例の 43.4% は他に 1 剤以上の QTc 延長を来す薬剤を併用していたという報告もある[37]。WHO の 2010 年までの QTc 延長，torsades de pointes，心停止の症例データの解析では，haloperidol のリスクは quetiapine と有意差がなく，静注によるそれらの惹起は 22.7% で際立った高さではないことを示唆している[38]。このように大規模な症例解析からは，haloperidol 静注のリスクは低いことがうかがわれる。しかし，先天性 QT 延長症候群の潜在する患者が精神科救急の現場に搬送されて haloperidol が静注される可能性はあるため，心電図観察は必要なことである。

　前述の本学会のエキスパート・コンセンサス調査で，精神病性の焦燥・興奮に対する鎮静のための静注製剤の第一選択（1 剤のみ回答）は，haloperidol（80%），flunitrazepam（8 %），diazepam（5 %）の順であった。2008 年の調査時に比べて flunitrazepam が減り haloperidol が

増えている。非精神病性の焦燥・興奮に対する鎮静では，diazepam（41%），haloperidol（29%），flunitrazepam（19%）の順であった。頭部CTまたはMRI撮像のための20分間の鎮静という設定では，flunitrazepam（38%），diazepam（25%），midazolam（20%）の順であった。

　鎮静に要する投与量は個人差が大きいため，精神科救急医療において一般論としての上限を決めるのは不可能である。各個人にとって診療上必要な量を使用するほかない。例えば，flunitrazepamの静注量は，「初回量0.02〜0.03mg/kg，必要に応じて初回量の半量〜同量を追加」と能書に規定されている。これに従えば，体重60kgの患者に対する初回の静注は約1/2〜1A，効果が不十分であれば1/4〜1Aを追加することになる。しかし，少なくとも精神科臨床の現場で興奮患者に対する場合，この投与量の範囲では鎮静できないことがしばしばある。つまり，興奮患者に対する量としては，能書の量は臨床的な現実と乖離しているわけである。当然flunitrazepamの治験の際に興奮患者が対象にはなり得ないわけであるから，能書の量と臨床的現実との乖離はやむを得ない面もある。しかし，法律家は能書を絶対と解釈するおそれがあるため，このような問題には十分な論理性をもって相対する必要がある。欧米においても薬剤の高用量使用に関するガイドラインがあるが，救急医療は例外であることが明記されている[39]。精神科救急の現場では，能書の上限を超える量を使用することが問題ではなく，どのように観察あるいはモニターするかが重要なことである。

3．焦燥とアカシジアとの鑑別を要する場合

（1）焦燥・興奮の原因として抗精神病薬惹起のアカシジアが疑われる場合，biperiden筋注による治療的診断を試みることが望ましい。

【解説】
　この方法はRCTでは実証されていないが，即座の判断を要する日常臨床では有用である。この治療的診断に十分反応しない場合，救急場面においては精神症状の増悪の可能性を念頭に置いて鎮静を図る。
　しかし，反応しないからといって，完全に抗精神病薬惹起のアカシジアの要因を除外できるわけではないため，中期的視点においてアカシジアを惹起しにくい薬剤調整が望ましい。アカシジアの治療という点では，小規模のRCTで実証されているのはβ遮断薬のpropranololと著明な5-HT$_{2A}$遮断作用をもつmirtazapineである[40]。しかし前者は，20%に臨床的に看過できない起立性低血圧や徐脈が出現したことが報告されており，糖尿病，心伝

導系障害，気管支喘息といった禁忌事項を勘案すると，使用に相当の配慮を要する。

4．鎮静後の観察

（1）バイタルサイン，水分出納，摂食量，排泄の頻度・量といった事項を観察すること。
（2）眠らせる鎮静を行った場合，さらに SpO_2 の持続観察を行うべきである。心電図も含めてテレメトリー（遠隔測定法）で観察することが望ましい。
（3）脱水状態であるにもかかわらず拒絶などの症状によって安定した水分補給が困難な場合，輸液をするべきである。
（4）焦燥・興奮状態に潜在しやすい高 CPK 血症が発見されたら，輸液をするべきである。

【解説】
　benzodiazepine 系薬剤にせよ barbiturate 系薬剤にせよ静注により眠らせた場合，当初は細心の注意を払って呼吸状態を観察する必要があるが，通常，呼吸抑制が遷延することは少ない。鎮静の維持のために haloperidol の静注を併用しても呼吸状態への影響は通常認められず，投与後右肩上がりに回復する[32]。ただし，小顎，巨舌，扁桃肥大，肥満に起因する気道の構造的異常が存在する場合は上気道閉塞が惹起されやすいため，通常より注意すべきである。また，睡眠時無呼吸症候群の併存があり得ることも念頭に置く必要がある。
　鎮静処置と並行すべき全身管理として，脱水，CPK などの筋原性酵素の高値，顕著な低カリウム血症などが認められる場合，輸液が必要である。夜間休日に非自発性入院を要する精神科救急患者の 25.7% がそれに該当したことが報告されている（図 4-6）[41,42]。輸液は，それらに対する治療的役割と，抗精神病薬投与によってそれらが増悪することに対する予防的役割をもつ。末梢血管を確保しておくことは，急性のせん妄のように重篤な身体疾患が潜在する可能性が高い場合には急変への即応性を確保する，すなわち危機管理の意味も大きい。

5．静脈血栓塞栓症の予防

（1）静脈血栓塞栓症の既往や素因がある患者，状態像として昏迷や無動を呈する場合，治療的介入として鎮静や長時間にわたる身体拘束を行う場合

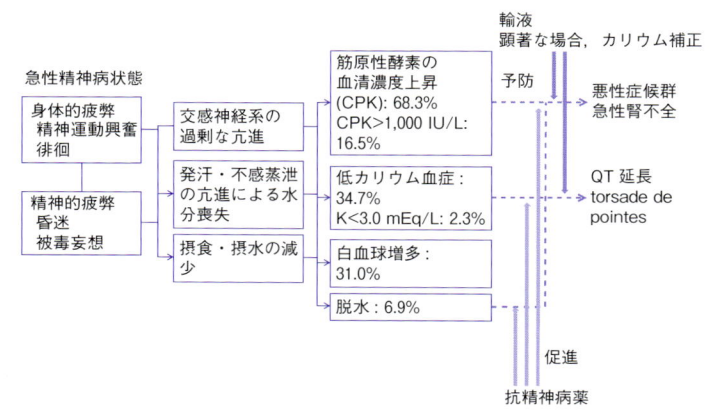

図4-6　急性精神病状態の不穏・興奮に伴う生理学的変化 [42]

は，静脈血栓塞栓症（venous thromboembolism：VTE）の発生を常に注意し，リスクに応じた適切な予防措置をとり，注意深い観察を継続し，発生した場合には速やかに治療を行う。
（2）身体拘束を行う際には，下肢に対する理学的予防法を行うことが望ましく，長時間にわたる場合には間歇的空気圧迫法の機器の使用が望ましい。
（3）下肢の拘束が長時間に及ぶ場合は，間歇的空気圧迫法の機器の使用が望ましい。

【解説】
1）発生リスク因子

精神科領域における発生リスクは，エキスパート・コンセンサス・ガイドラインとして，日本総合病院精神医学会がまとめている [43]。基本リスクのうち，低リスクとして，脱水，肥満，喫煙，治療前の臥床傾向，向精神薬，パーキンソン病・症候群，下肢静脈瘤，中リスクとして，悪性症候群，緊張病症候群，70歳以上の高齢者，中心静脈カテーテル，高リスクとして，静脈血栓塞栓症の既往，血栓性素因をあげ，増強リスクとして，24時間以上の身体拘束，鎮静をあげている。

一定時間以上の身体拘束下でVTEが発生しやすくなることは容易に想像できるが，統計学的な検討は十分に行われていない。松永ら [44] は24時間以上継続的に身体拘束が行われ安静解除時にDダイマーを測定した461例中，異常値を示した240例に下肢超音波ドップラー検査を行ったところ，42例に深部静脈血栓塞栓症（deep veinous thrombosis；DVT）を認めたという。Ishidaら [45] の検討でも，181例中21例にDVTを同定したと報

告している。また，ロジスティック回帰分析によって，長時間（72時間以上）の身体拘束（OR 9.77, 95%CI 1.56〜61.03, p = 0.015）がリスクとして高く，過鎮静（OR 4.90, 95%CI 1.33〜18.02, p = 0.017）がこれに次いでいたという。

2）VTEの予防法

個々の患者のリスクの高さに応じた予防措置を取るが，リスク因子とそれぞれのリスク強度に関するエビデンスがないために，各医療機関が臨床現場の感覚を盛り込んで，独自のガイドラインを定めて運用しているのが実情である。日本総合病院精神医学会による指針では，エキスパート・コンセンサスに基づいた予防法を提示している[43]。ほとんどの肺塞栓は，下肢あるいは骨盤腔内に形成された血栓に起因するのであるから，DVT予防として下肢に対する理学療法を行うことが妥当である。身体拘束を行う際には徒手的理学療法や弾性ストッキングの使用が推奨され，長時間に身体拘束が及ぶ際には間歇的空気圧迫法の機器使用が望ましい。

また，VTEは，診断・治療ではもちろんのこと，予防においても，特に抗凝固療法に関して，身体的医療の知識や技術を必要とするために，各医療機関の身体的医療水準を考慮せざるを得ない。公表されているものがいくつかある[43, 46-50]ので，それらを参考にして，各医療機関におけるリスク・ベネフィットを最適化し，運用すべきである。抗凝固療法であるheparinの使用は，出血性潰瘍，脳出血急性期，出血傾向，悪性腫瘍，動静脈奇形，重症かつコントロール不能の高血圧，慢性腎不全，慢性肝不全，出産直後，大手術・外傷・深部生検の2週間以内などでは原則禁忌である。

3）VTEの診断

急性の肺塞栓症（pulmonary embolisim：PE）では，しばしば致死的となるため，臨床症状からまず積極的に疑うことから診断が始まる。診断の手順は，わが国のガイドライン（JCS2009）[51]や，American College of Chest Physicians（ACCP）[52]やNational Institute for Health and Care Excellence（NICE）[53]のガイドラインに示されているが，基本的な流れは同じである。すなわち臨床症状から強くPEを疑えば，すぐに治療を開始するとともに，確定診断の検査を進める。PEの疑いが中等度以下，あるいはDVTが疑われれば，Dダイマーを測定し，基準値以下であればPE/VTEを除外して経過観察とし，基準値を超えていれば，さらなる検査を進めていく。

とはいえ，特異度が高く，確定診断につながる造影CTや肺動脈造影などの検査は，多くの精神科医療機関で行うことはできない。より侵襲が少ない

超音波検査でさえも容易ではないため，各医療機関が試行錯誤しているのが現状である。このような事情から，本来除外診断に用いるべきDダイマーに対して，より高い特異度を求めざるを得ない状況に，多くの精神科医療機関がある。阿部ら[54]は，臨床的にDVTが疑われ，測定されたDダイマー（基準値：0.5μg/mL未満）が異常値を示した186例に対して，エコーや造影CT検査などを行ってDVTの有無を確認し，感度と特異度を最適化した3.0（感度91.7％，特異度78.2％）という値を導いている。さらに，3.0をカットオフポイントとして，身体拘束開始から解除に至るまでの予防や診断・治療方法を定式化し，DVTの発生について検討を行ったところ，38例中22例が0.5～3.0内であったが，いずれもDVTは存在しなかったという。また，久保田ら[55]は75例を対象として同様の手法を用いて，カットオフ値設2.8（感度1，特異度0.71）とする実践を報告している。池田ら[46]，玉田ら[50]はカットオフ値を4μg/mLとしており，玉田らは，身体拘束を行った39例にDダイマーを測定し，2例が4.0以上の値を示し，うち1例にエコー下でDVTを認め，4.0未満の患者ではDVTを認めなかったと報告している。しかし，Dダイマーの特異度は低いのであるから，適切な使用をしなければ，かえって患者の不利益につながることを肝に命じておく必要がある。Dダイマーが高値であるというだけで，精神科治療が滞ったり，不要な行動制限が行われたりしてはならない。

　実際の臨床に際しては現場の判断が優先されるべきである。本指針に関して，いかなる原因で生じた障害，損失，損害に対しても筆者らは免責される。

II. 昏迷，拒絶（拒食・拒薬），摂食量の不足

1．昏　迷

（1）救急場面において昏迷患者を眼前にしたとき，潜在する身体疾患に関する精査と全身管理を最優先するべきである。
（2）検査で異常が見出せないとき，昏迷の背景が精神病性であるかどうかを積極的に鑑別するために，benzodiazepine系薬剤の静注による治療的診断法を実施することが望ましい。

【解説】
　救急場面における昏迷は，器質因子を背景とすることが少なくない[56]。したがって，昏迷患者を眼前にしたとき，潜在する身体疾患に関する精査と全身管理が最優先である。バイタルサインの確認，神経学的診察を含む理学

的診察，血液生化学検査，頭部 CT あるいは MRI 検査といった迅速に実施できる項目をまず行い，脳炎が疑われ脳圧亢進が顕著でないと推定できるときは髄液検査，意識水準の変動や非けいれん性てんかん重積が疑われる場合は脳波検査を追加する。

　検査で異常が見出せないときは，昏迷の背景が精神病性であるかどうかを積極的に鑑別する方法として，benzodiazepine 系薬剤の静注による治療的診断法がある [56]。緩徐に静注しながら問いかけていくと，緊張が解けて注意集中力が増し，程度の差はあれ会話が可能になるといった変化が観察される。その結果，精神病性機序の場合，幻聴や被害妄想の内容を語り出す。この際，薬剤の効果で意思発動性制御が解除されて興奮状態に交替する危険性を伴うこと，および benzodiazepine 系薬剤の静注は軽度であるが呼吸抑制を伴うためパルスオキシメーターによる監視や拮抗薬である flumazenil の準備などが必要である [57]。精神病性の機序でない場合は，問いかけに対して幻覚妄想の存在を否定する。

　昏迷の背景に精神病症状の存在が確認された場合，haloperidol などの高力価抗精神病薬は奏効しにくく，悪性症候群への進展の危険性から避けるほうがよいとされているが [58]，低力価抗精神病薬の危険性に関する明確な根拠はない。連続した 50 例の緊張病症状を呈した患者に対する治療法別の奏効率について，chlorpromazine 68%，risperidone 26%，haloperidol 16%，benzodiazepine 系薬剤 2% といった報告がある [59]。精神病症状が背景の場合 benzodiazepine 系薬剤の効果は必ずしも十分でなく [60]，また長続きするわけでもない [61]。電気けいれん療法（ECT）の有効性に関しては異論がないため [56,58,59,62]，救急場面から ECT 実施の可能性を念頭に置いて治療や全身管理を進めていくことが好ましい。

　前述した 2014 年の本学会のエキスパート・コンセンサス調査では，緊張病性昏迷に対する初期対応の第一選択は，haloperidol 静注（29%），benzodiazepine 系静注（22%），benzodiazepine 系筋注（13%），haloperidol 筋注（11%），olanzapine 筋注（11%）の順であった。第二選択は，ECT（27%），haloperidol 静注（20%），benzodiazepine 系静注（12%），benzodiazepine 系筋注（11%），haloperidol 筋注（9%），olanzapine 筋注（9%）の順であった。

　　補：昏迷の原因として，非けいれん性てんかん重積 [63]，パーキンソン病 [64]，脊髄小脳変性症 [65]，高アンモニア血症 [66] など，中枢神経系，全身性を問わずさまざまな疾患の報告がある。

　検査で異常が見出せないとき，外見上，頭髪や爪の手入れが行き届いてい

ないなどの所見が存在すれば，感情平板・感情鈍麻・意欲低下といった統合失調症の陰性症状の可能性を考えてもよい[5]。特に歯の状態の悪さは，長期間の手入れの不行き届きを示唆する。ただし急性発症の場合や寛解期の社会適応水準の高い統合失調症では，これらの陰性症状を示唆する所見は見出しにくい。

　低力価抗精神病薬については十分な検討がなされたとは言い難い。chlorpromazineの奏効率が68%であったという前述の報告以前には，文献上3例の症例報告があるのみである。1例は，1回のchlorpromazineの筋注の後，緊張病状態が増悪したというもの[67]，もう1例は1週間に3回のchlorpromazine筋注をしたが奏効しなかったというもので[68]，いずれもchlorpromazineの効果に言及するには投与量・期間ともに不十分である。残りの1例は，100mgのchlorpromazineを1週間経口投与して改善し始めたところで死亡したという報告である[69]。いずれも，脱水などの全身管理への配慮が不十分であった時代の報告であり，第一世代抗精神病薬全体が昏迷に禁忌的にいわれている根拠は，主にhaloperidolなどドパミン遮断に関して高力価の薬剤が悪性症候群を惹起しやすいことに由来している。

　第二世代抗精神病薬に関しては，risperidoneの奏効率が26%であったという前述の報告以外に，有効性に関する症例報告が散見される[70,71]。その一方で，むしろrisperidoneが昏迷を惹起して悪性症候群に進展させたという報告もある[72]。olanzapineについては，lorazepamが無効であった症例にamantazineとの併用で劇的に奏効したという報告[73]や，ECTが無効であった統合失調症の一卵性双生児の14歳の2例に奏効したという報告がある[74]。しかし，olanzapineのみでは増悪を止められず，ECTを併用して改善させたという報告もある[75]。quetiapineについては，緊張病性昏迷を呈する統合失調症39例に対する投与から，その有効性が報告されている[76]。

　以上のとおり，精神病症状を背景にした昏迷に対して，ドパミン遮断力価が高くない抗精神病薬の投与は，脱水などへの全身管理が並行される限り，否定されるものではない。

2．拒絶（拒食・拒薬），摂食量の不足

（1）拒食患者に対して，全身状態の改善・維持を図るために，水分・電解質投与のための輸液，胃管からの流動の栄養投与，拒絶性の迅速な改善のためのECTといった方法を状況に応じて選択するべきである。

（2）拒薬の場合，内服するか注射を受けるかの選択を促す問いかけをすべきである。

【解説】
　救急の状況における拒食・拒薬への対処法に関する比較試験の報告は見当たらない。しかし，拒食・拒薬が前景となるような急性精神病状態で非自発入院した患者に関するコホート研究で，脱水1割弱，筋原性酵素の高値2/3，低カリウム血症1/3，白血球増多1/3であったことが報告されている[77]。特に，脱水6.9％，1,000IU/L以上の高CPK血症16.5％，3.0mEq/L未満の低カリウム血症2.3％であり，輸液以上の管理を要する患者は25.7％にのぼった。したがって，急性精神病状態で拒食・拒薬が認められる場合，水・電解質の投与による全身状態の改善・維持と確実な薬物投与の2点が必須である。

　拒食患者に対して，水・電解質の投与による全身状態の改善・維持を図るために最も確実で簡便な方法は輸液である。点滴による末梢静脈路の確保は，同時に確実な薬物投与を実現するが，投与可能な薬物がhaloperidolとbenzodiazepine系薬剤にほぼ限られるため，長期化する場合は限界がある。

　初期鎮静後数日しても拒薬・拒食あるいは必要量の摂食量に至らない場合，胃管を挿入して流動の栄養投与を行ってもよい。胃管の挿入は，投与可能な薬剤を非経口剤形のみから経口剤形に広げるため，栄養面での利点のみならず薬物療法上も選択肢が増える。しかし，嚥下性肺炎を誘発することがある。

　それでも短期的に改善が見込めず患者の体力が限界あるいは危険と判断される場合は，早期にECTの選択肢を検討する。ECTは，拒食のために全身状態が下降線にある状況を劇的に改善させ得る[78]。

　拒薬の場合，内服するか注射を受けるかの選択を促す問いかけは必要である。拒薬の意思を示していても，働きかけによって医療者を援助者と認識して，内服受入れに転じることは珍しくない。その一方で，頑なに拒薬を貫こうとする患者が少なからず存在することも事実である。拒薬に対して，注射あるいは胃管からの薬剤投与が確実性で優るが，液剤や口腔内崩壊錠を投与する方法もある。ただし，無理に口の中に押し込む方法は，唾棄されればほとんど機能しない。その他に，患者の飲食物に混入させる方法がある。そのような投与法について家族への説明は必要である。家族と連絡がとれず，患者の協力が得られない場合は，救命医療行為と同じく医学的緊急事態における暗示された同意（implied consent）という一般的な法の概念を用いてこの医療行為を実施する[79]。認知機能が変容した状態に注射を強いて興奮を助長させるより，液剤を用いて患者の不快感を惹起させないほうが，その後

の治療が円滑な場合もある。なお，この概念を外来での閉居相談などにおける無診察投薬に広げてはならない。

　補：ECTは，修正型が導入されて以来，青壮年層のみならず高齢者にも用いることが日常的になっている。一方，若年者への実施については，緊張病症状としての拒食にECTが奏効した6歳の症例の報告がある[80]。

　実際の臨床に際しては現場の判断が優先されるべきである。本指針に関して，いかなる原因で生じた障害，損失，損害に対しても筆者らは免責される。

III. 精神病性障害急性期の薬物療法

1. 第一選択薬

（1）特定の副作用に脆弱性を有する患者には，各抗精神病薬の副作用特性に応じて選択されるべきである。
（2）特定の副作用に脆弱性を有しない患者には，二重盲検のみでなく評価者盲検RCTを包含したメタ解析を参照しつつ，高い有効性，臨床効果が期待できる抗精神病薬を選択すべきである。
（3）急性精神病状態で非自発入院水準の患者に対して，第一選択薬はrisperidoneあるいはolanzapineが望ましい。
（4）怠薬再発例では，過去の治療で有用性の高かった抗精神病薬を第一選択薬として検討すべきである。
（5）治療歴において2種類以上の非定型抗精神病薬を十分な量・期間用いても効果が得られなかった，いわゆる治療抵抗性統合失調症に対しては，clozapineを検討すべきである。

【解説】
　急性精神病状態の第一選択薬は何かという臨床疑問に対して，第二世代抗精神病薬のいずれかといった回答はすでに成り立たなくなっている。第二世代，第一世代といってもさまざまで，ひとくくりにして比較することはできない。かつて第二世代抗精神病薬が第一世代より優ることを実証した試験が多く報告されたが，そのような治験には第二世代が有利になる方法が組み込まれていた。例えば比較対照薬として抗パーキンソン薬を使用しないhaloperidolを使うことにより[81]，haloperidol群では錐体外路症状のために脱落する症例が多くなる。その脱落直前の時点の評価を有効性の判定に用

いることにより，haloperidol の本来の効果が出現する前のデータが集積され，その結果，haloperidol の有効性は低く見積もられていた。また，haloperidol 群ではアキネジアが錐体外路症状と認識されずに陰性症状と評価されがちとなる結果，第二世代抗精神病薬は陰性症状においても haloperidol に優るといった結論になってしまう。実際，抗パーキンソン薬を併用した haloperidol を比較対照とした二重盲検試験では，コンプライアンス，陽性・陰性症状，錐体外路症状，総合的な quality of life（QOL）に差が認められなかったことが報告されている [82]。また，haloperidol は大量でなければ，第二世代抗精神病薬が出現して以来いわれてきた認知機能への悪影響は小さいことが最近明らかにされている [83]。また，費用対効果の視点からも本当に第二世代抗精神病薬は第一世代抗精神病薬に優るかといった議論がなされるようになったが，第二世代の後発品が出揃いつつある状況においては，その点は重要度が低下するであろう。

　抗精神病薬全般を俯瞰するにあたっては，Leucht らの第一世代抗精神病薬と第二世代抗精神病薬とを比較したメタ解析が参考になる [84]。二重盲検試験のみを抽出したこのメタ解析では，第一世代抗精神病薬より優る第二世代抗精神病薬は amisulpride, clozapine, olanzapine, risperidone の4剤であったこと，製薬会社がスポンサーでない二重盲検試験が十分にあったのは clozapine, olanzapine, quetiapine, risperidone の4剤であったこと，さらに，製薬会社スポンサーの試験の9割はその会社の薬に有利な結果が提示されることから [2] 製薬会社スポンサーでない二重盲検試験に限定すると risperidone は第一世代抗精神病薬と効果の差がなくなることを報告している。ただし，「はじめに」で触れたとおり，二重盲検試験には理想的な患者しか登録されないため，細部に現場の感覚とはずれる解析結果も認められる。その点，2013 年の Leucht らの評価者盲検 RCT まで包含した 15 種類の抗精神病薬を比較したメタ解析 [85] は現場の感覚からのずれが少ないように思われる。それによると，症状改善を指標にすると clozapine が頭抜けて効果が大きく，わが国で使用可能な薬剤では olanzapine, risperidone が続く。一方，すべての理由による治療中止を指標にすると clozapine は olanzapine と差がなくなり，paliperidone, risperidone, aripiprazole, quetiapine と続く。

　Leucht らのメタ解析は 2012 年 9 月 1 日まで網羅しているため，それ以降，2015 年 2 月 28 日までの文献を PubMed によって，検索語 "antipsychotic, schizophrenia, acute"，フィルター "Clinical Trial, Observational Study, Humans, English" で検索すると，51 報が抽出された。このうち 10 報は新薬開発，10 報は非薬物療法，7 報は急速鎮静法や

注射，5報は副作用，4報は非急性期，3報は投与量の検討，2報は持効性注射剤など，計49報は有効性や効果面での第一選択薬の検討の参考にはならなかった。残る2報のうちの1報は，急性期の入院患者におけるzotepineとrisperidoneとのオープンラベルのRCTで，効果に差がなく高尿酸血症と高プロラクチン血症に関してzotepineが優ったという[86]。しかし，zotepineはけいれん閾値を下げた時にけいれんを誘発するため，しばしば抗けいれん薬が併用される。それは気分安定薬としての効果増強を期待できるが，単純な薬物療法を目指すなら第一選択薬とはなりにくい。残る1報は若年者に対するquetiapineの効果に関する観察研究であった。

　救急・急性期医療の現場から発信された製薬会社がスポンサーでないランダム化臨床試験のうち，単純な優劣を比較した研究は数少ない。1つは，急性期病棟への入院患者を対象に，入院期間を指標として比較したところ，risperidoneとolanzapineとの間に差はなかったという報告[87]，2つ目は，急性期病棟への入院患者を対象に，入院治療を要しない水準への精神状態の改善を指標として比較したところ，haloperidol, olanzapine, risperidoneはaripiprazole, quetiapine, ziprasidoneより優っていたという報告である[88]。これらは効果判定の指標が曖昧であるという欠点が否めない。これに対して3つ目の報告は，本学会のJAST Study Groupによる，15の精神科救急の現場が参加した第二世代抗精神病薬4剤のRCTである[89]。精神科救急の新入院患者に対してランダム割付けした薬剤の単剤治療が中止になるまでの時間を評価者盲検で比較したところ，8週間後の中止率は，olanzapine 12%，risperidone 25%に対して，quetiapine 55%，aripiprazole 52%であり，前2者は後2者に有意に優った。救急・急性期入院に際しての第一選択を示唆する結果と考えられる。これらの結果は，統合失調症の維持療法研究であるCATIE[90]や初発エピソード研究であるEUFEST[91]の結果と似ている。

　2014年11月に本学会で行ったエキスパート・コンセンサス調査では，精神病性障害の急性期治療を始める際，第一選択（1剤のみ回答）はrisperidone（48%），olanzapine（30%），aripiprazole（16%），haloperidol（3%）の順で，2008年の調査と比べてrisperidoneが減りolanzapineとaripiprazoleが増えていた。第一選択の薬を使えないあるいは好ましくない場合の次善の選択では，olanzapine（46%），risperidone（26%），aripiprazole（12%），haloperidol（4%），blonanserin（4%），paliperidone（3%）の順であった。これらの結果は，前述のJAST Study Groupによる第二世代抗精神病薬4剤のRCTの結果と矛盾しない。

　冒頭の第一選択薬の推奨は，可能な限りの客観性，公平性と現場感覚を総

合した救急・急性期の非自発入院水準に対してである。外来水準の薬剤選択についてはその限りではないし，推奨以外の薬剤の使用を否定するものではない。

一方，特定の副作用に脆弱性を有する患者には，各抗精神病薬の副作用特性に応じて選択すべきという比較的明瞭な推奨を提示できる。この点でもLeuchtら[85]のメタ解析が参考になる。olanzapineは体重増加に最も関与し，haloperidolは錐体外路症状に最も関与し，paliperidoneとrisperidoneは高プロラクチン血症に最も関与し，sertindoleはQTc延長に最も関与し，clozapineは鎮静に最も関与することが示されている。Leuchtらのメタ解析は2012年9月1日まで網羅しているため，それ以降，2015年2月28日までの文献をPubMedによって,検索語"antipsychotic, schizophrenia, side-effects"，フィルター"Clinical Trial, Observational Study, Humans, English"で検索すると，202報が抽出された。このうちLeuchtら[85]があげた5種類の副作用以外に関するものは3報であった。そのうち1報はclozapineの循環動態への影響，もう1報は非定型抗精神病薬全般（特定の薬剤でなく）の妊娠中曝露に関するもので，いずれも第一選択薬の検討に参考になる内容ではない。残る1報は高血糖で救急搬送された725,489例の解析である。それによると，当該患者は糖尿病罹患者が多いこと，投与開始薬としてolanzapineとrisperidoneとの間に有意差はなかったこと，高齢者ではrisperidoneと比較してその他の非定型抗精神病薬（99% quetiapine）のリスクが低かったことが報告されている[92]。高齢の糖尿病患者に対する薬剤選択に参考になる資料と思われる。

2．抗精神病薬への治療反応の早期予測

（1）抗精神病薬への治療反応は，開始から2週間程度での早期反応から予測して，その後の方略を検討してもよい。

【解説】
　抗精神病薬への治療反応の良否は，教科書的には本来の抗精神病効果が出現する4～6週を待って判定することになっていた。しかし，特に興奮が収まらないような症例では，それほど待たずになんらかの手をうつのが通常の現場である。最近では，最終的な治療反応の良否は，治療開始から2週間前後の早期反応で予測できるのではないかといった議論がなされている。2015年2月28日までの文献をPubMedによって,検索語"antipsychotic, schizophrenia, early response"，フィルター"Clinical Trial, Observational

Study, Humans, English"で検索すると，123報が抽出された。このうち102報は統合失調症急性期に焦点を当てておらず，2報は早期治療反応からのその後の反応予測に関するものでなく，1報は既報と同じ内容であった。残る18報と，この検索では抽出されなかったが相応しい1報を合わせた19報の概要は次のとおりである。

Correllら[93]が，1週間での早期反応がその後の反応予測に有用であることを観察研究で示し，Gieglingら[94]も同様の報告をしている。Changら[95]は2週間での早期反応の意義を示した。RCTでの最初の報告はKinonら[96]によるもので，これまで10報が2週間での早期反応の有用性を支持している[97-104]。

JAST Study Groupでは，2009年にこれをテーマにした全国18の精神科救急医療機関の多施設共同RCTを実施している。研究期間の前半2カ月間は救急入院患者に投与開始する薬剤をrisperidoneとし，2週間後に反応良好の症例はそのままrisperidoneを（早期反応良好群），反応不良の症例はランダム化してrisperidoneあるいはolanzapineを割り付けた。risperidoneへの早期反応の良否からその後の反応の良否が予測できるかについて，早期反応良好群と早期反応不良でランダム化してrisperidoneを継続した群を解析したところ，感度：97%（PANSS総点50%≦改善），特異度：53%，陽性反応的中度：81%，陰性反応的中度：91%，陰性尤度比：0.057であった。これは，risperidoneへの治療反応が開始2週間の早期に高い確度で予測できることを示唆している[105]。一方，研究期間の後半2カ月は救急入院患者に投与開始する薬剤をolanzapineとして同様の手順を踏んだが，olanzapineへの早期反応の良否からその後の反応の良否が予測できるかについては，感度：91%（PANSS総点50%<改善），特異度：32%，陽性反応的中度：61%，陰性反応的中度：75%，陰性尤度比：0.28であった。つまり，olanzapineへの治療反応は，開始2週間の早期に十分に高い確度で予測できるとはいえない可能性を示唆している。

2報は，2週間でなく3週間での早期反応がその後の予測に有用であることを示しており[106, 107]，3報は4週間での反応の意義を報告している[108-110]。残る1報は，6週間以内の反応からの予測を支持しない結果について報告している[111]。しかし急性期の現場では，反応不良にもかかわらず手段を講じないまま4週間も6週間も待つということは非現実的であろう。

このように報告が蓄積される中で，Samaraら[112]は，34報，9,975例について，2週間時点で20%のPANSSあるいはBPRS総点の減少を指標としてその後の反応予測のメタ解析を行ったところ，特異度86%，陽性的中率90%であった。これまでの議論の方向性を決定づける結果と思われる。

第4章 薬物療法

　なお，急性期の現場では，隔離や身体拘束そのものの危険性を勘案すると，それらを併用しても強い攻撃性や暴力などで2週間の治療反応さえ観察することができない症例が少なからずあることも事実であり，2週より前に継続を諦める状況を否定するものではない。

3．早期反応不良例における抗精神病薬の切替えと併用

（1）効果の不十分さから抗精神病薬の切替えや併用を検討する前に，副作用の問題がなければ上限量まで増量して反応をみることが望ましい。
（2）抗精神病薬への早期反応不良例において，その抗精神病薬を継続するより切り替えてもよい。
（3）抗精神病薬への早期反応不良例において，別の抗精神病薬を併用することもあり得る。

【解説】
　2015年2月28日までの文献をPubMedによって，検索語"antipsychotic, schizophrenia, switch*"，フィルター"Clinical Trial, Observational Study, Humans, English"で検索すると，262報が抽出された。このうち255報は統合失調症急性期に焦点を当てておらず，3報は早期の切替えではなく，1報はわが国では発売されていない薬剤であった。この課題に関する最初のRCTは，Kinonら[96]によるもので，risperidoneで開始して2週後の反応不良例のうち，risperidone継続群よりolanzapineへの切替え群のほうが12週後のPANSS総点の改善が有意に高かったと報告している。ただし，そのPANSS総点の差は3点程度と小さい。しかしこれはあくまで平均値であるため，個別にはこの切替えの有効性が臨床上も実感できる場合があると思われる。われわれJAST Study Groupでも2009年の多施設共同RCTで，前述のとおり治療開始から2週間後に反応不良な場合に開始薬剤を継続するか切り替えるかランダム割付けをした[107]。最終的な反応は，継続群と切替え群との間に有意差を見出せなかったが，この部分は検出力不足のため結論的でない。Agidら[113]は，初回エピソードの患者に，clozapine開始前に2種類の抗精神病薬を試みるアルゴリズムに沿った治療からのデータで，治療反応不良のためにolanzapineからrisperidoneに切り替えた場合の反応は4％であったのに対して，risperidoneからolanzapineに切り替えた場合の反応は25.7％であったと報告している。これらの知見は，早期反応不良例において，別の抗精神病薬に切り替えることが意外に大きな効果を生むわけではなさそうなこと，し

かし試みる価値はあること，切り替える順序によって効果の違いがありそうなことを示唆している。

抗精神病薬の併用に関しては，わが国では2000年代前半，第二世代抗精神病薬の単剤投与が唯一無比のような机上論が語られていたが，米国では2003年にすでに，2剤までの併用はむしろ増加していることが報告されていた[114]。2008年には，米国では33%の患者が2剤，約10%の患者が3剤の抗精神病薬を併用されていると報告されている[115]。欧州でも，約20%の統合失調症患者が抗精神病薬の併用投与を受けている[116]。これらの数字は当然，現場としてやむを得ずの結果であって，科学的根拠が背景にあったわけではない。2015年2月28日までの文献をPubMedによって，検索語"antipsychotic, schizophrenia, augmentation"，フィルター"Clinical Trial, Observational Study, Humans, English"で検索すると，126報が抽出された。しかしclozapineとの併用に関する試験が多く，124報は急性期の研究ではない。残り2報のうちの1報は，olanzapineに6週間で部分反応を示した患者にamisulpirideを併用したところ3ヵ月でのBPRS総点の20%減少が76%に認められたとの報告である[117]。しかし観察研究であり比較群がないため，本当に併用効果をみているかは結論的でない。もう一方はJAST Study Groupの報告である。そもそも，救急急性期の統合失調症に対する抗精神病薬の併用に関する試験が存在しなかったため，われわれが行ったRCTである[118]。救急入院した症例にrisperidone（6mg上限として）を開始し，その早期反応不良例に対して，olanzapineを上乗せするかrisperidoneのまま（12mgまで可能として）継続するかランダム割付けをして比較したところ，割り付けられた治療の中止に至る時間は，「早期反応良好群」と「早期反応不良で併用割付けをされた群」との間では有意差がなかったが，「早期反応不良で継続割付けをされた群」は「早期反応良好群」より有意に短かった。間接的であるが，risperidoneへの早期反応不良例に対して，そのままrisperidoneを継続するよりolanzapineを併用するほうが優る可能性を示唆している。しかし，これだけでは前述のolanzapineへの切替え効果をみている可能性を除外できない。

そこで，JAST Study Groupで2012（平成24）～2013（平成25）年にかけて，統合失調症急性期において最初の抗精神病薬への早期反応不良例に2剤目の抗精神病薬への切替えあるいは併用のいずれが優るかを検証した[119]。最初の抗精神病薬はrisperidoneあるいはolanzapineを担当医の好みで選び，2週間経過時に反応が良ければそのまま継続，反応が悪い症例をランダム化して切替えあるいは併用に割り付け，さらに10週間観察した。主要評価項目に設定した「あらゆる理由による割付け薬剤の中止までの時

間」は，risperidone で開始した早期反応良好群に比べて，早期反応不良で olanzapine に切り替えた群は有意差が認められなかったが，早期反応不良で olanzapine を併用した群は有意に短かった。一方，olanzapine で開始した早期反応良好群に比べて，早期反応不良で risperidone に切り替えた群は有意に短かったが，早期反応不良で risperidone を併用した群は有意差が認められなかった。この結果は，risperidone への早期反応不良例には olanzapine の併用より切替えが若干有利かもしれないこと，olanzapine への早期反応不良例には risperidone への切替えよりも併用が若干有利かもしれないことを示唆している。これは，clozapine 開始前に2種類の抗精神病薬を試みるアルゴリズムに沿った治療からのデータで，olanzapine から risperidone に切り替えた場合の反応は4％であったのに対して，risperidone から olanzapine に切り替えた場合の反応は25.7％であったとする Agid らの報告と合致する[113]。このように，切替えが効果的かどうかは，抗精神病薬の種類によるかもしれない。

　この成果をどう臨床に活かすか。前述のとおり，最初の抗精神病薬に反応不良な症例の2剤目（clozapine 以外）に切り替えた際の反応率はあまり高くないことが知られるようになっているが，それでも併用への忌避感はエキスパートの中で強い。それが従来のガイドラインに反映されているわけであるが，上述の JAST Study Group の成果のうち risperidone への早期反応不良例には olanzapine の併用よりも切替えが若干有利かもしれないという結果は，それを支持するエビデンスになるかもしれない。しかし，olanzapine への早期反応不良例には，risperidone への切替えよりも併用が若干有利かもしれないという逆の結果になっている。では，この結果から，olanzapine への早期反応不良例に risperidone の併用を推奨するか。差が若干のみであることを勘案すれば，推奨という積極的なニュアンスはもたせにくい。併用せざるを得ない状況は現場では多々あるが，それを科学的視点から支えるといった守備的意義の水準だと思われる。

　前述の本学会で行ったエキスパート・コンセンサス調査では，最初の抗精神病薬への早期反応不良の場合，第一選択は，他の抗精神病薬への切替え（83％），他の抗精神病薬との併用（12％），ECT（3％），最初の抗精神病薬の上限量超え（1％）の順であった。

4．早期反応不良例における抗精神病薬の上限量超えの投与

　推奨事項なし。

【解説】
　第一世代抗精神病薬の時代には，上限量を気にせず現場の必要性に応じて投与していた。臨床試験のプロトコールでさえ，上限設定が haloperidol 100mg，chlorpromazine 1,600mg といったものまであった[120]。ところが第二世代抗精神病薬の時代になって，上限量が強く意識されるようになった。しかし，厳し過ぎる上限設定は，現場にはしばしば困難をもたらす。初期鎮静効果が発現されない症例では，攻撃性・興奮性が著しければ薬剤を増量せざるを得ない。しかもそのような症例では真の抗精神病効果の発現が必ずしも十分に期待できるわけではないので，抗精神病薬の質による治療というより，量による鎮静をもって逸脱行動を防ぐといった方向に傾かざるを得ない。その場合，上限量が低めに設定されている第二世代抗精神病薬は不利である。臨床試験の海外文献でも第一世代抗精神病薬に比べて脱落率が大きい[121]。したがって，第一世代抗精神病薬の時代のように現場の裁量が認められるなら，必要に応じて第二世代抗精神病薬の上限超え投与をせざるを得ない。
　実際，米国の精神科病院の olanzapine および quetiapine の一日投与量について，上限量（それぞれ 20mg および 750mg）超えの患者割合がいずれも 5 割近いと報告されている[122]。米国のエキスパートの olanzapine の推奨用量の最大値のメジアンは 30mg/ 日である[123]。有名な CATIE 試験では olanzapine の投与量は 30mg/ 日まで可能なデザインとなっている[90]。このように現実を直視してそれに応じた対応をするかどうかは，保険制度の違いだけでなく規制への思考停止とか責任回避といった本質的な態度の差異がかかわっているように思われる。
　2015 年 2 月 28 日までの文献を PubMed によって，検索語 "antipsychotic, schizophrenia, high-dose"，フィルター "Clinical Trial, Observational Study, Humans, English" で検索すると，76 報が抽出された。このうち 73 報は，早期反応不良例ではなく治療抵抗性の慢性例に対する高用量の試験であった。残る 3 報のうちの 1 報は，quetiapine の高用量投与に関する報告である[124]。4 週間 600mg/ 日投与で反応不良の患者をそのまま 600mg/ 日か 1200mg/ 日かに割り付けて比較したところ，高用量群に有利な点はなかったという。しかし，6 週間以上治療反応不良で 2 年間社会機能水準低下が認められることといった対象の条件から，この結果は救急急性期の現場で必ずしも参考にならない。Agid ら[113]の報告は，低用量あるいは通常上限量に反応不良な初回エピソード患者の高用量に反応した割合を示している。244 例中 71 例（29.1％）が通常上限量に反応せずに高用量に移行し，そのうちの 11 例が高用量に反応した（11/71，15.5％）。内

訳は，olanzapine 高用量（22.5〜30mg/日）への反応例 16.7%（5/30），risperidone 高用量（6.5〜10mg/日）への反応例 14.6%（6/41）であったという。この試験はアルゴリズムに沿った手順であるが，RCT で急性期に olanzapine の高用量が有効かどうかを検討したものは，JAST study group の試験が唯一である。olanzapine 40mg/日，risperidone 12mg/日まで可能としたランダム割付けで，olanzapine 群の 31.8%（7/22），risperidone 群の 40.0%（8/20）が通常上限量（20mg/日および 6 mg/日）に反応せず高用量に移行した。このうちの約半数が 8 週時点で 30% 以上の PANSS 総点の改善を示した。両群に有意差は認められなかったが，統計学的パワーに達しなかったため結論に至っていない[125]。ただし，olanzapine の高用量に至った症例の 20mg/日投与時点での血清濃度は，いずれも治療適正濃度の下限を超えていた。この結果は，治療反応が薬物動態では説明できないことを示唆している。これらの症例には初発例も含まれており，極めて重要なドパミン過感受性精神病[126]の機序でも説明できない場合があることを示している。個別にみれば，通常量を超えてから効果が明瞭に出現した症例もあり，能書の上限量を超えられない現状が患者にとって不利益な場合があることも示唆している。

　このような能書と実際の臨床との乖離については，医薬品の投与上限設定の仕方に問題があることを指摘されている[127,128]。すなわち，医薬品の開発段階における治験では，対象患者の選択基準・除外基準が厳密であるため，当該疾患のうちの薬物反応の良好な問題の少ない一部の患者しか登録されず，実際の臨床を必ずしも反映しない。例えば，除外基準として，アルコールや薬物依存，過去の抗精神病薬への治療抵抗性が通常あげられる。選択基準としては，治験に参加するにあたって wash-out 期間に耐え得ることやインフォームドコンセントへの対応能力や意思が求められる。これらの基準を満たす患者が実際の臨床で治療に難渋する症例と異なることは自明である。したがって，向精神薬に関しては，能書に定められた投与量の上限は，薬物治療反応の良好な理想的患者の上限といえる。上限超えの投与を推奨するわけではないが，上限超えの投与自体が違法や過失といった判断がなされることは本質的には間違いである。

5．併用薬

（1）急性精神病状態で併用する benzodiazepine 系薬剤は，活性代謝産物をもたない lorazepam が望ましい。

【解説】
　抗精神病薬が有効に作用する場合，投薬開始から１〜２週間以内に初期鎮静効果が発現して４〜６週間経過する時期に真の抗精神病効果の発現が認められることが多いが [129]，初期鎮静効果が発現されない症例では，攻撃性・興奮性が著しければ薬剤を増量せざるを得ない。しかもそのような症例では真の抗精神病効果の発現が必ずしも十分に期待できるわけではないので，抗精神病薬の質による治療というより，量による鎮静をもって逸脱行動を防ぐといった方向に傾かざるを得ない。ただし，Leucht ら [85] のメタ解析で示された clozapine, zotepine, chlorpromazine の頭抜けた鎮静作用の強さは，興奮制御のための多剤併用から単剤に収束させる視点で興味深い。
　興奮性が軽度であれば benzodiazepine 系である lorazepam を用いる [130]。
　気分安定薬としての valproate の併用も広く行われているが，その効果が実証されているのは急性精神病状態に対する治療開始から１週間の期間である [131]。しかし，同じ研究グループによって 2009 年に発表された大規模試験の結果では，再現されなかった [132]。最初の試験の脱落率が 33% であったのに対して，再現されなかった試験の脱落率は 62% とはるかに高かったことなど，試験手順上の因子が影響した可能性が考えられる。それとは別に，急性精神病状態の患者の最初の１週間の敵意の減少が，抗精神病薬に valproate を併用した群では有意に大きかったことが大規模試験で示されている [133]。carbamazepine は，Stevens-Johnson 症候群など重篤な副作用の頻度が比較的高いことから，暴力的なエピソード，統合失調感情障害，脳波異常を伴う統合失調症以外での使用頻度は減少している [134]。併用する気分安定薬の第二選択以降の位置づけであろう。最近のメタ解析で valproate, carbamazepine, phenytoin の攻撃性・衝動性に対する効果は評価されているが，安全面の情報が不十分であることも指摘されている [135]。lithium も，慢性中毒の際の急性腎不全をはじめとした重篤な副作用や脳波の徐波化といった副作用から，安易な併用は勧められない。比較的広く使われている統合失調感情障害に関してさえ，実証性の高い研究はない [136]。

６．副作用の視点から

（１）各薬剤の禁忌事項などに留意しつつ，副作用特性に合わせて定期的な観察をすべきである。

【解説】

　現在のところ，個別の患者に対する最も有効な抗精神病薬をあらかじめ知るための遺伝子多型などバイオマーカーや臨床症状の指標は乏しい。したがって，薬剤選択にあたっては，有効性より避けるべき副作用に力点を置くべきといった考え方もある。この点について再度 Leucht ら[85]のメタ解析に沿って整理する。抗精神病薬の副作用として最頻である錐体外路症状の出現は，clozapine，olanzapine，quetiapine，aripiprazole ではプラセボと差が認められていない。錐体外路症状はドパミン D_2 受容体遮断率が約80％を超えると惹起されやすい。quetiapine は半減期が短く，通常の投与間隔では D_2 受容体遮断率が一時的にしか高まらないため錐体外路症状は起きにくいとされている。aripiprazole は D_2 受容体に対する部分アゴニストであるため，内因活性（intrinsic activity）を約25％とすると，90％の D_2 受容体を占有したとしても実質的な D_2 受容体遮断率は至適域である65〜78％の範囲内に収まるため，やはり錐体外路症状は起こりにくいとされている[137]。錐体外路症状が起こりにくい薬剤は服薬開始から至適用量までの増量を迅速に行えるため，入院期間が限られる救急・急性期治療の場面では利点の1つという考え方もある[138]。ただし，JAST Study Group の成果では，非自発入院水準では両剤とも単剤で8週間継続できた症例は半数未満であり，一概に推奨できるわけではない。また，clozapine，olanzapine，quetiapine，aripiprazole のいずれも錐体外路症状が出現することはあるため，観察を薄くしてよいわけではない。

　錐体外路症状と並んで重要視されている副作用は糖・脂質代謝異常，体重増加である。Leucht ら[85]のメタ解析の結果では，わが国で使用可能な抗精神病薬のうちプラセボと差がつかなかったのは haloperidol のみである。逆に最も顕著であったのは olanzapine，zotepine，clozapine であった。olanzapine から他剤に切り替えると体重増加が鈍化する，あるいは減少することが実証されている[139]。

　短期的には無月経や乳汁分泌，中長期的には不妊や骨粗鬆症につながる高プロラクチン血症は，paliperidone と risperidone が頭抜けて顕著であり，haloperidol がそれに次ぐ[85]。脂溶性の低い抗精神病薬では脳内 D_2 受容体遮断率が十分に上がりきる前に下垂体 D_2 受容体の遮断率が高まるため，risperidone などでは問題となりやすい[140]。

　QT 延長については，Leucht ら[85]のメタ解析をみる限り，aripiprazole は影響しないようである。

　さらに，静脈血栓塞栓症（VTE）の危険因子として抗精神病薬があげられており，Zormberg らによる報告[141]以降，知見が蓄積されつつあるが，

統一されるには至っていない。Zormbergらは，60歳以下の29,952名の第一世代抗精神病薬あるいは第二世代抗精神病薬を内服している患者のうち42名に深部静脈血栓症（DVT）を認め，非服用群との比較したところ，第一世代抗精神病薬を内服している患者は，非服用群に比べて優位にその危険率が高く（補正オッズ比 7.1［95%CI 2.3～21.97］），chlorpromazineやthioridazineなどの低力価抗精神病薬は，haloperidolのような高力価の抗精神病薬と比較して，より発生リスクが高いことを報告し，投与開始の数カ月が最も発生しやすかったと述べている。7つの症例比較研究を用いてメタアナリシスを行ったZhangらの報告[142]では，抗精神病薬を服用した場合，リスクが139%高まり（OR 2.39，95%CI 1.71～3.35），薬物の種類としては，低力価抗精神病薬（OR 2.91，95%CI 1.22～3.96）が最も重要なリスクであり，非定型抗精神病薬（OR 2.20，95%CI 1.80～4.71），定型（OR 1.72，95%CI 1.31～2.24），高力価（OR 1.58，95%CI 1.50～1.67）がこれに続いていた。同じアジア人種を対象としたWuらの報告[143]では，抗精神病薬内服中におけるVTEのリスクは高く（OR 1.52，95%CI 1.19～1.93），特に服用開始直後で高かった（OR 3.26，95%CI 2.06～5.17）という。抗精神病薬の種類については，第二世代（OR 3.96，95%CI 1.22～12.93），高力価第一世代（OR 3.38，95%CI 1.11～10.29）低力価第一世代（OR 2.92，95%CI 1.64～5.19）の順にリスクが高かった。WHOのデータベースの分析によると，VTEとの関連は，第一世代抗精神病薬では高力価でも低力価でも見出されなかったが，第二世代抗精神病薬では明瞭であったという[144]。圧倒的に報告例の多い薬剤はclozapineで，olanzapineがそれに次ぐ。

　抗精神病薬を選択する際，このような重篤な副作用を避ける視点も重要である。

7．抗精神病薬持効性注射製剤

（1）抗精神病薬の有効性と忍容性を経口薬で一定期間評価して，急性期症状改善後に持効性注射製剤（Long-Acting Injection；LAI）の必要性の有無を検討するべきである。
（2）急性期症状が活発な状態での持効性注射製剤の使用は原則的に控えるべきである。

【解説】
　統合失調症急性期治療の役割は，急性期症状を改善することだけではなく，

安定した地域生活が送れるような維持治療へつなげていくことも担っている。

　その中で，持効性注射製剤（LAI）は維持治療において有用な治療オプションの1つであり，入院の予防や入院回数を減らすことに関して経口薬と比べて非常に強い優位性が示されている[145]。副作用に関しては，注射部位反応など特有なものはあるが，副作用による中断は経口薬と比べて有意差は認められないと報告されている[146]。したがって，急性期症状が改善して維持治療へ移行していくにあたり，LAIの必要性の有無は検討されるべきである。

　LAI導入のタイミングについて，Kaneら[147]は急性期症状が改善した後は可及的速やかに導入するべきであると述べている。統合失調症急性期におけるLAIの有用性を示す無作為化割付け試験をみてみると，paliperidone[148-150]とolanzapine（わが国では未承認）[151,152]の報告が大部分であるが，いずれの試験も，対象者は症状評価尺度によると中等度以上の重症度であるものの，自傷他害の危険性が高い症例は除外され，試験参加に同意している症例のみである。また，臨床現場においては，LAI導入前に一定期間経口薬での有効性と忍容性を評価することにより今後の維持投与量を予測する必要がある。しかし，どの程度の期間評価すれば正確に予測できるかについては科学的根拠が乏しいため，患者個別にそのリスク・ベネフィットを考慮して決めていかなければならない。以上のことから，LAI導入のタイミングとして，少なくとも自傷他害の危険性が軽減するまでには急性期症状が改善し，患者自身がそれを受け入れている必要がある。さらに，経口薬で有効性と忍容性を一定期間評価した後，患者個別にリスク・ベネフィットを勘案してタイミングを決めていく。また，当初，患者の受け入れがなかったとしても，その有用性について患者が理解できるように説明をしていく必要がある。

　統合失調症急性期におけるLAIの使用場面として，急性期症状が活発で服薬困難な状況での使用も考えられる。LAIであれば速効性注射製剤より注射頻度を減らすことができるので侵襲は少なく有用であるというケースシリーズも報告されている[153]。しかし，その科学的根拠は乏しく，急性期症状が活発な状態では種々の身体合併症を有していることがあり[154]，LAIは経口薬と比べて副作用出現時の対応は困難となるため，このような状態での使用は控えるべきである。さらに，急性期症状が活発で同意判断能力の低下している状態で患者自身の受入れがなくLAIを使用した場合，その後，症状および同意判断能力が回復し適切な判断のもと，この抗精神病薬をやめたいと希望したとしても体内からすぐに除去できないため，患者の意思を実現できない期間が長いという医療倫理的な問題を有していることも留意すべき

である。

　本指針は，現場感覚と実証性との双方を勘案して作成することを意図した。同時にこのことは，実証性が不十分な事柄については描写できなかったことを意味する。例えば，エキスパート・コンセンサス調査の第一選択薬で 16% から支持されて第 3 位となった aripiprazole や，中核的な陽性症状に対する効果は不十分でも，激越うつ病の鎮静や BPSD，不安・焦燥など非特異的な症状に対して使い勝手が良く，せん妄で明瞭な効果が実証されている quetiapine に関する記載が不十分であることは否めない。その実証的裏づけをする作業が今後の課題の 1 つであろう。その他にも，いくつかの抗精神病薬が，使われ所がありながら記述されていないと読者は感じるであろう。つまり，現場的には，この指針の内容がすべてではないことを付け加えておく。

　実際の臨床に際しては現場の判断が優先されるべきである。本指針に関して，いかなる原因で生じた障害，損失，損害に対しても筆者らは免責される。

　本ガイドラインの薬物療法の部作成にあたって実施した多施設共同研究は，平成 19 ～ 21 年度厚生労働科学研究費補助金（こころの健康科学研究事業 H19- こころ－一般 -009），平成 22 年度精神・神経疾患研究開発費（20 委 -8），平成 23 ～ 25 年度厚生労働科学研究費補助金（障害者対策総合研究事業 H23- 精神 - 一般 -008）の援助を受けた。
　共同研究参加病院（50 音順，敬称略，当時の所属）：旭川圭泉会病院（直江寿一郎，森川文淑，田端一基，飯田愛弓，河端七瀬，吉田達之，梶直道，嶋岡修平，佐々木彰），茨城県立友部病院（土井永史，白鳥裕貴，石井竜介，田村昌士），桶狭間病院藤田こころケアセンター（藤田潔，宮原研吾，林真理，奥田明子，関口裕孝，高木希奈，三谷眞哉，大竹洋一郎，松永慎史，米村路子，松本由紀奈，谷雅子，磯貝さよ，丹羽まどか，都真代，柴田枝里子，足立彩，早川徳子，奥田明子，趙岳人，田中さくらこ），薫風会山田病院（伊藤新，森秀和），群馬県立精神医療センター（武井満，大舘太郎，木村直美，鈴木雄介，須藤友博，田中毅，前原智之，松岡彩，三田善士，赤田卓志朗，芦名孝一，渥美委規，神谷早絵子，崔震浩，佐久間泰，田川みなみ，原田明子，両角智子，坂本晋也），国立国際医療センター国府台病院（早川達郎，吉田衣美），国立病院機構肥前精神医療センター（橋本喜次郎，久我弘典，豊見山泰史，雷智子，畑田裕，角南隆史，西嶋泰洋），埼玉県立精神医療センター（杉山一，竹林宏，長治裕子，今雪宏崇，平田卓志，高橋司），

さわ病院（澤温，深尾晃三，濱川浩，渡邉治夫，小倉亜矢，川嶋英奈，小林由実，中島陽），静岡県立こころの医療センター（平田豊明，阿部宏史，村上牧子），成仁病院（井村香緒里，高橋寿直，有原正典，福田真道，木内健二郎，齋藤舞），千葉県精神科医療センター（林偉明，阿部貴之，高橋純平，日下慶子，鳴海滋，塩沢ゆかり，佐藤明），東京都多摩総合医療センター（西村隆夫，玉田有），東京都立松沢病院（林直樹），東京武蔵野病院（糟谷将隆，森秀和，三塚智彦，山田貴之，長谷川千絵，武士清昭，池真由香，佐藤浩代，石垣和寿），土佐病院（須藤康彦，茂末諭理子），成増厚生病院（中村真人，天神雄也），兵庫県立光風病院（白井豊，藤田愛子，佐々木雅明，多木拓子），福井県立病院こころの医療センター（榎戸芙佐子，水野智之，川田広美），ほくとクリニック病院（畑和也，小野原篤，江尻真樹，中嶋真一郎），東京都医療保健公社豊島病院（中村満，西村文親），三重県立こころの医療センター（原田雅典，中瀬玲子，久納一輝，小塚優子），山梨県立北病院（三澤史斉，喜田亘，谷英明，猪飼紗恵子，山下徹），その他ご協力いただいた皆様に感謝申し上げます．

参考文献・資料
1) 八田耕太郎：精神科救急の現場で何を学ぶか．精神科救急 17：113-5, 2014
2) Heres S, Davis J, Main K, et al：Why olanzapine beats risperidone, risperidone beats quetiapine, and quetiapine beats olanzapine：an exploratory analysis of head-to-head comparison studies of second-generation antipsychotics. Am J Psychiatry 163：185-94, 2006
3) Zarin DA, Young JL, West JC：Challenges to evidence-based medicine：a comparison of patients and treatments in randomized controlled trials with patients and treatments in a practice research network. Soc Psychiatry Psychiatr Epidemiol 40：27-35, 2005
4) 八田耕太郎：抗精神病薬への早期反応不良例への方略．精神科救急 18：印刷中，2015
5) 八田耕太郎：救急精神医学—急患対応の手引き．中外医学社，東京，2005
6) Marder SR：A review of agitation in mental illness：treatment guideline and current therapies. J Clin Psychiatry 67（Suppl 10）：13-21, 2006
7) 八田耕太郎：焦燥感の強い患者とのコミュニケーション．精神科専門医のためのプラクティカル精神医学（岡崎祐士，神庭重信，小山司，他編），中山書店，東京，pp363-5, 2009
8) Villari V, Rocca P, Fonzo V, et al：Oral risperidone, olanzapine and quetiapine versus haloperidol in psychotic agitation. Prog Neuropsychopharmacol Biol Psychiatry 32：405-13, 2008
9) Kinon BJ, Ahl J, Rotelli MD, et al：Efficacy of accelerated dose titration of olanzapine with adjunctive lorazepam to treat acute agitation in schizophrenia. Am J Emerg Med 22：181-6, 2004
10) Veser FH, Veser BD, McMullan JT, et al：Risperidone versus haloperidol, in combination with lorazepam, in the treatment of acute agitation and psychosis：a pilot, randomized, double-blind, placebo-controlled trial. J Psychiatr Pract 12：103-8, 2006

11) Walther S, Moggi F, Horn H, et al : Rapid tranquilization of severely agitated patients with schizophrenia spectrum disorders : a naturalistic, rater-blinded, randomized, controlled study with oral haloperidol, risperidone, and olanzapine. J Clin Psychopharmacol 34 : 124-8, 2014
12) Hatta K, Kawabata T, Yoshida K, et al : Olanzapine orally disintegrating tablet vs. risperidone oral solution in the treatment of acutely agitated psychotic patients. Gen Hosp Psychiatry 30 : 367-71, 2008
13) Currier GW, Trenton AJ, Walsh PG, et al : A pilot, open-label safety study of quetiapine for treatment of moderate psychotic agitation in the emergency setting. J Psychiatr Pract 12 : 223-8, 2006
14) Smith MA, McCoy R, Hamer-Maansson J, et al : Rapid dose escalation with quetiapine : a pilot study. J Clin Psychopharmacol 25 : 331-5, 2005
15) Allen MH, Currier GW, Carpenter D, et al : The expert consensus guideline series. Treatment of behavioral emergencies 2005. J Psychiatr Pract 11 (Suppl) : 5-108, 2005
16) Foster S, Kessel J, Berman ME, et al : Efficacy of lorazepam and haloperidol for rapid tranquilization in a psychiatric emergency room setting. Int Clin Psychopharmacol 12 : 175-9, 1997
17) Bieniek SA, Ownby RL, Penalver A, et al : A double-blind study of lorazepam versus the combination of haloperidol and lorazepam in managing agitation. Pharmacotherapy 18 : 57-62, 1998
18) Battaglia J, Moss S, Rush J, et al : Haloperidol, lorazepam, or both for psychotic agitation? A multicenter, prospective, double-blind, emergency department study. Am J Emerg Med 15 : 335-40, 1997
19) Alexander J, Tharyan P, Adams C, et al : Rapid tranquillisation of violent or agitated patients in a psychiatric emergency setting. Pragmatic randomised trial of intramuscular lorazepam v. haloperidsol plus promethazine. Br J Psychiatry 185 : 63-9, 2004
20) Huf G, Coutinho ESF, Adams CE : Rapid tranquillisation in psychiatric emergency settings in Brazil : pragmatic randomised controlled trial of intramuscular haloperidol versus intramuscular haloperidol plus promethazine. BMJ 335 : 869, 2007
21) Wright P, Birkett M, David SR, et al : Double-blind, placebo-controlled comparison of intramuscular olanzapine and intramuscular haloperidol in the treatment of acute agitation in schizophrenia. Am J Psychiatry 158 : 1149-51, 2001
22) Raveendran NS, Tharyan P, Alexander J, et al : Rapid tranquillisation in psychiatric emergency settings in India : pragmatic randomised controlled trial of intramuscular olanzapine versus intramuscular haloperidol plus promethazine. BMJ 335 : 865, 2007
23) Mantovani C, Labate CM, Sponholz A Jr, et al : Are low doses of antipsychotics effective in the management of psychomotor agitation? A randomized, rated-blind trial of 4 intramuscular interventions. J Clin Psychopharmacol 33 : 306-12, 2013
24) Chan HY, Ree SC, Su LW, et al : A double-blind, randomized comparison study of efficacy and safety of intramuscular olanzapine and intramuscular haloperidol in patients with schizophrenia and acute agitated behavior. J Clin Psychopharmacol 34 : 355-8, 2014
25) Nobay F, Simon BC, Levitt MA, et al : A prospective, double-blind, randomized trial

of midazolam versus haloperidol versus lorazepam in the chemical restraint of violent and severely agitated patients. Acad Emerg Med 11：744-9, 2004
26) TREC Collaborative Group：Rapid tranquillisation for agitated patients in emergency psychiatric rooms：a randomised trial of midazolam versus haloperidol plus promethazine. BMJ 327：708-13, 2003
27) Taylor D, Paton C, Kapur S：The maudsley prescribing guidelines in psychiatry, 11th ed, Wiley-Blackwell, 2012
28) Hatta K, Nakamura M, Yoshida K, et al：A prospective naturalistic multicenter study of intravenous medications in behavioral emergencies：haloperidol versus flunitrazepam. Psychiatry Res 178：182-5, 2010
29) Hatta K, Nakamura M, Yoshida K, et al：Prevalence of i.v. thiopental use in psychiatric emergency settings in Japan. Psychiatry Clin Neurosci 63：658-62, 2009
30) Hatta K, Takahashi T, Nakamura H, et al：The predictive value of benzodiazepine tolerance in persistently aggressive schizophrenia. Neuropsychobiology 39：196-9, 1999
31) Hatta K, Takahashi T, Nakamura H, et al：A risk for obstruction of the airways in the parenteral use of levomepromazine with benzodiazepine. Pharmacopsychiatry 31：126-30, 1998
32) Hatta K, Takahashi T, Nakamura H, et al：Prolonged upper airway instability in the parenteral use of benzodiazepine with levomepromazine. J Clin Psychopharmacol 20：99-101, 2000
33) Hatta K, Takahashi T, Nakamura H, et al：The association between intravenous haloperidol and prolonged QT interval. J Clin Psychopharmacol 21：257-61, 2001
34) Harvey AT, Flockhart D, Gorski JC, et al：Intramuscular haloperidol or lorazepam and QT intervals in schizophrenia. J Clin Pharmacol 44：1173-84, 2004
35) Sharma ND, Rosman HS, Padhi ID, et al：Torsades de Pointes associated with intravenous haloperidol in critically ill patients. Am J Cardiol 81：238-40, 1998
36) Meyer-Massetti C, Cheng CM, Sharpe BA, et al：The FDA extended warning for intravenous haloperidol and torsades de pointes：how should institutions respond? J Hosp Med 5：E8-16, 2010
37) Muzyk AJ, Rayfield A, Revollo JY, et al：Examination of baseline risk factors for QTc interval prolongation in patients prescribed intravenous haloperidol. Drug Saf 35：547-53, 2012
38) Meyer-Massetti C, Vaerini S, Rätz Bravo AE, et al：Comparative safety of antipsychotics in the WHO pharmacovigilance database：the haloperidol case. Int J Clin Pharm 33：806-14, 2011
39) Thompson C：The use of high-dose antipsychotic medication. Br J Psychiatry 164：448-58, 1994
40) Poyurovsky M：Acute antipsychotic-induced akathisia revisited. Br J Psychiatry 196：89-91, 2010
41) Hatta K, Takahashi T, Nakamura H, et al：Abnormal physiological conditions in acute schizophrenic patients on emergency admission：dehydration, hypokalemia, leukocytosis and elevated serum muscle enzymes. Eur Arch Psychiatry Clin Neurosci 248：180-8, 1998
42) Hatta K, Usui C, Nakamura H, et al：Disturbed homeostasis in patients with acute psychosis. Current Psychiatry Reviews 4：190-5, 2008
43) 日本総合病院精神医学会教育・研究委員会：静脈血栓塞栓症予防指針．星和書店，東京，

2006
44) 松永力, 五味渕隆志, 分島　徹, 他：身体拘束における静脈血栓塞栓症の臨床的研究．精神医学 51：739-46, 2009
45) Ishida T, Katagiri T, Uchida H, et al：Incidence of deep vein thrombosis in restrained psychiatric patients. Psychosomatics 55：69-75, 2014
46) 池田俊一郎, 石井良平, 疋田高裕, 他：大阪府立精神医療センターにおける肺血栓塞栓症予防ガイドラインとそれにより重症化を防いだ1例．精神科 24：431-7, 2014
47) Malý R, Masopust J, Hosák L, et al：Assessment of risk of venous thromboembolism and its possible prevention in psychiatric patients. Psychiatry Clin Neurosci 62：3-8, 2008
48) 丸山二郎, 釜　英介, 小野田一枝, 他：当院の肺塞栓予防ガイドライン．Therapeutic Research 27：1006-8, 2006
49) 杉浦寿彦, 田邉信宏：身体拘束の合併症－静脈血栓塞栓症を中心に．精神科治療学 28：1293-9, 2013
50) 玉田有, 平田尚士, 白井　豊：兵庫県立光風病院における静脈血栓塞栓症の予防ガイドライン—単科精神病院の取り組みとして．精神科治療学 25：1503-8, 2010
51) JCS Joint Working Group：Guidelines for the diagnosis, treatment and prevention of pulmonary thromboembolism and deep vein thrombosis（JCS 2009）. Circulation journal 75：1258-81, 2011
52) Bates SM, Jaeschke R, Stevens SM, et al：Diagnosis of DVT：Antithrombotic Therapy and Prevention of Thrombosis, 9th ed：American College of Chest Physicians Evidence-Based Clinical Practice Guidelines. Chest 141（Suppl 2）：e351S-418S, 2012
53) National lustitute for Health and Care Excellence（NICE）：Venous thromboembolic diseases：the management of venous thromboembolic diseases and the role of thrombophilia testing NICE guidlines［CG144］, 2012
54) 阿部正人, 内藤信吾, 水俣健一：静脈血栓塞栓症診断を目的としたDダイマーのカットオフ値設定およびその運用について．総合病院精神医学 25：41-8, 2013
55) 久保田正春, 中山光由：単科精神病院における静脈血栓塞栓症対策の実践．精神科治療学 27：121-5, 2012
56) Fink M, Taylor MA：Catatonia：A Clinician's Guide to Diagnosis and Treatment. Cambridge UniversityPress, Cambridge, 2003（鈴木一正訳：カタトニア―臨床医のための診断・治療ガイド．星和書店, 東京, 2007
57) Hatta K, Takahashi T, Nakamura H, et al：Prolonged upper airway instability in parenteral use of benzodiazepine with levomepromazine. J Clin Psychopharmacol 20：99-101, 2000
58) Hawkins JM, Archer KJ, Strakowski SM, et al：Somatic treatment of catatonia. Int J Psychiatry Med 25：345-69, 1995
59) Hatta K, Miyakawa K, Ota T, et al：Maximal response to electroconvulsive therapy for the treatment of catatonic symptoms. J ECT 23：233-5, 2007
60) Rosebush PI, Hildebrand AM, Furlong BG, et al：Catatonic syndrome in a general psychiatric inpatient population：frequency, clinical presentation, and response to lorazepam. J Clin Psychiatry 51：357-62, 1990
61) Ungvari GS, Kan LS, Wai-Kwong T, et al：The pharmacological treatment of catatonia：an overview. Eur Arch Psychiatry Clin Neurosci 251（Suppl 1）：131-4, 2001
62) Weder ND, Muralee S, Penland H, et al：Catatonia：a review. Ann Clin Psychiatry

20：97-107, 2008
63) Suzuki K, Miura N, Awata S, et al：Epileptic seizures superimposed on catatonic stupor. Epilepsia 47：793-8, 2006
64) Suzuki K, Awata S, Nakagawa K, et al：Catatonic stupor during the course of Parkinson's disease resolved with electroconvulsive therapy. Mov Disord 21：123-4, 2006
65) Suzuki K, Itou K, Takano T, et al：Catatonic stupor superimposed on hereditary spinocerebellar degeneration resolved with electroconvulsive therapy. Prog Neuropsychopharmacol Biol Psychiatry 30：1179-81, 2006
66) Weng TI, Shih FF, Chen WJ：Unusual causes of hyperammonemia in the ED. Am J Emerg Med 22：105-7, 2004
67) White DA, Robins AH：Catatonia：harbinger of the neuroleptic malignant syndrome. Br J Psychiatry 158：419-21, 1991
68) de Pauw KW, Szulecka TK：Lucid intervals in catatonia：a neuropsychiatric snare for the unwary. Br J Psychiatry 151：561-2, 1987
69) Ainaworth P：A case of 'lethal catatonia' in a 14-year-old girl. Br J Psychiatry 150：110-2, 1987
70) Cook EH Jr, Olson K, Pliskin N：Response of organic catatonia to risperidone. Arch Gen Psychiatry 53：82-3, 1996
71) Hesslinger B, Walden J, Normann C：Acute and long-term treatment of catatonia with risperidone. Pharmacopsychiatry 34：25-6, 2001
72) Hayashi H, Aoshima T, Otani K：Malignant catatonia with severe bronchorrhea and its response to electroconvulsive therapy. Prog Neuropsychopharmacol Biol Psychiatry 30：310-1, 2006
73) Babington PW, Spiegel DR：Treatment of catatonia with olanzapine and amantadine. Psychosomatics 48：534-6, 2007
74) Dudova I, Hrdlicka M：Successful use of olanzapine in adolescent monozygotic twins with catatonic schizophrenia resistant to electroconvulsive therapy：case report. Neuro Endocrinol Lett 29：47-50, 2007
75) Tan QR, Wang W, Wang HH, et al：Treatment of catatonic stupor with combination of modified electroconvulsive treatment and olanzapine：a case report. Clin Neuropharmacol 29：154-6, 2006
76) Yoshimura B, Hirota T, Takaki M, et al：Is quetiapine suitable for treatment of acute schizophrenia with catatonic stupor? A case series of 39 patients. Neuropsychiatr Dis Treat 9：1565-71, 2013
77) Hatta K, Takahashi T, Nakamura H, et al：Abnormal physiological conditions in acute schizophrenic patients on emergency admission：dehydration, hypokalemia, leukocytosis and elevated serum muscle enzymes. Eur Arch Psychiatry Clin Neurosci 248：180-8, 1998
78) American Psychiatric Association Committee on Electroconvulsive Therapy：The practice of electroconvulsive therapy. recommendations for treatment, training, and privileging：A task force report of the american psychiatric association, 2nd ed. American Psychiatric Association, Washington DC, 2001（日本精神神経学会電気けいれん療法の手技と適応基準の検討小委員会監訳：米国精神医学会タスクフォースレポート ECT実践ガイド．医学書院，東京，2002）
79) American Psychiatric Association：Practice guideline for the treatment of patients with delirium．American Psychiatric Association. Am J Psychiatry 156（Suppl）：

1-20, 1999
80) Esmaili T, Malek A : Electroconvulsive therapy (ECT) in a six-year-old girl suffering from major depressive disorder with catatonic features. Eur Child Adolesc Psychiatry 16 : 58-60, 2007
81) Rosenheck RA : Open forum : Effectiveness versus efficacy of second-generation antipsychotics : haloperidol without anticholinergics as a comparator. Psychiatr Serv 56 : 85-92, 2005
82) Rosenheck R, Perlick D, Bingham S, et al : Effectiveness and cost of olanzapine and haloperidol in the treatment of schizophrenia : a randomized controlled trial. JAMA 290 : 2693-702, 2003
83) Keefe RS, Seidman LJ, Christensen BK, et al : Comparative effect of atypical and conventional antipsychotic drugs on neurocognition in first-episode psychosis : a randomized, double-blind trial of olanzapine versus low doses of haloperidol. Am J Psychiatry 161 : 985-95, 2004
84) Leucht S, Corves C, Arbter D, et al : Second-generation versus first-generation antipsychotic drugs for schizophrenia : a meta-analysis. Lancet 373 : 31-41, 2009
85) Leucht S, Cipriani A, Spineli L, et al : Comparative efficacy and tolerability of 15 antipsychotic drugs in schizophrenia : a multiple-treatments meta-analysis. Lancet 382 : 951-62, 2013
86) Chan HY, Lin AS, Chen KP, et al : An open-label, randomized, controlled trial of zotepine and risperidone for acutely ill, hospitalized, schizophrenic patients with symptoms of agitation. J Clin Psychopharmacol 33 : 747-52, 2013
87) Kraus JE, Sheitman BB, Cook A, et al : Olanzapine versus risperidone in newly admitted acutely ill psychotic patients. J Clin Psychiatry 66 : 1564-8, 2005
88) McCue RE, Waheed R, Urcuyo L, et al : Comparative effectiveness of second-generation antipsychotics and haloperidol in acute schizophrenia. Br J Psychiatry 189 : 433-40, 2006
89) Hatta K, Sato K, Hamakawa H, et al : Effectiveness of second-generation antipsychotics with acute-phase schizophrenia. Schizophr Res 113 : 49-55, 2009
90) Lieberman JA, Stroup TS, McEvoy JP, et al : Effectiveness of antipsychotic drugs in patients with chronic schizophrenia. N Engl J Med 353 : 1209-23, 2005
91) Kahn RS, Fleischhacker WW, Bother H, et al : Effectiveness of antipsychotic drugs in first-episode schizophrenia and schizophreniform disorder : an open randomised clinical trial. Lancet 371 : 1085-97, 2008
92) Lipscombe LL, Austin PC, Alessi-Severini S, et al ; Canadian Network for Observational Drug Effect Studies (CNODES) Investigators : Atypical antipsychotics and hyperglycemic emergencies : multicentre, retrospective cohort study of administrative data. Schizophr Res 154 : 54-60, 2014
93) Correll CU, Malhotra AK, Kaushik S, et al : Early prediction of antipsychotic response in schizophrenia. Am J Psychiatry 160 : 2063-5, 2003
94) Giegling I, Porcelli S, Balzarro B, et al : Antipsychotic response in the first week predicts later efficacy. Neuropsychobiology 66 : 100-5, 2012
95) Chang YC, Lane HY, Yang KH, et al : Optimizing early prediction for antipsychotic response in schizophrenia. J Clin Psychopharmacol 26 : 554-9, 2006
96) Kinon BJ, Chen L, Ascher-Svanum H, et al : Early response to antipsychotic drug therapy as a clinical marker of subsequent response in the treatment of schizophrenia. Neuropsychopharmacology 35 : 581-90, 2010

97) Agid O, Siu CO, Pappadopulos E, et al：Early prediction of clinical and functional outcome in schizophrenia. Eur Neuropsychopharmacol 23：842-51, 2013
98) Derks EM, Fleischhacker WW, Boter H, et al：Antipsychotic drug treatment in first-episode psychosis should patients be switched to a different antipsychotic drug after 2, 4, or 6 weeks of nonresponse?. J Clin Psychopharmacol 30：176-80, 2010
99) Heres S, Don L, Herceg M, et al：Treatment of acute schizophrenia with paliperidone ER：predictors for treatment response and benzodiazepine use. Prog Neuropsychopharmacol Biol Psychiatry 48：207-12, 2014
100) Jäger M, Schmauss M, Laux G, et al：Early improvement as a predictor of remission and response in schizophrenia：Results from a naturalistic study. Eur Psychiatry 24：501-6, 2009
101) Levine SZ, Leucht S：Early symptom response to antipsychotic medication as a marker of subsequent symptom change：an eighteen-month follow-up study of recent episode schizophrenia. Schizophr Res 141：168-72, 2012
102) O'Gorman C, Kapur S, Kolluri S, et al：Early improvement on antipsychotic treatment as a predictor of subsequent response in schizophrenia：analyses from ziprasidone clinical studies. Hum Psychopharmacol 26：282-90, 2011
103) Schennach-Wolff R, Seemüller FH, Mayr A, et al：An early improvement threshold to predict response and remission in first-episode schizophrenia. Br J Psychiatry 196：460-6, 2010
104) Stauffer VL, Case M, Kinon BJ, et al：Early response to antipsychotic therapy as a clinical marker of subsequent response in the treatment of patients with first-episode psychosis. Psychiatry Res 187：42-8, 2011
105) Hatta K, Otachi T, Sudo Y, et al：Difference in early prediction of antipsychotic non-response between risperidone and olanzapine in the treatment of acute-phase schizophrenia. Schizophr Res 128：127-35, 2011
106) Correll CU, Zhao J, Carson W, et al：Early antipsychotic response to aripiprazole in adolescents with schizophrenia：predictive value for clinical outcomes. J Am Acad Child Adolesc Psychiatry 52：689-98, 2013
107) Park JI, Cho DH, Hahn SW, et al：The advantage of using 3-week data to predict response to aripiprazole at week 6 in first-episode psychosis. Int Clin Psychopharmacol 29：77-85, 2014
108) Ascher-Svanum H, Zhao F, Detke HC, et al：Early response predicts subsequent response to olanzapine long-acting injection in a randomized, double-blind clinical trial of treatment for schizophrenia. BMC Psychiatry 11：152, 2011
109) Gallego JA, Robinson DG, Sevy SM, et al：Time to treatment response in first-episode schizophrenia：should acute treatment trials last several months? J Clin Psychiatry 72：1691-6, 2011
110) Lambert M, Schimmelmann BG, Naber D, et al：Early- and delayed antipsychotic response and prediction of outcome in 528 severely impaired patients with schizophrenia treated with amisulpride. Pharmacopsychiatry 42：277-83, 2009
111) Schennach R, Riesbeck M, Mayr A, et al：Should early improvement be re-defined to better predict the maintenance of response in first-episode schizophrenia patients?. Acta Psychiatr Scand 127：474-81, 2013
112) Samara MT, Leucht C, Leeflang MM, et al：Early improvement as a predictor of later response to antipsychotics in schizophrenia：a diagnostic test review. Am J Psychiatry 172：617-29, 2015

113) Agid O, Schulze L, Arenovich T, et al : Antipsychotic response in first-episode schizophrenia : efficacy of high doses and switching. Eur Neuropsychopharmacol 23 : 1017-22, 2013
114) McCue RE, Waheed R, Urcuyo L : Polypharmacy in patients with schizophrenia. J Clin Psychiatry 64 : 984-9, 2003
115) Correll CU : Antipsychotic polypharmacy, Part 2 : Why use 2 antipsychotics when 1 is not good enough?. J Clin Psychiatry 69 : 860-1, 2008
116) Edlinger M, Hausmann A, Kemmler G, et al : Trends in the pharmacological treatment of patients with schizophrenia over a 12 year observation period. Schizophr Res 77 : 25-34, 2005
117) Molina JD, Toledo-Romero F, López-Rodríguez E, et al : Augmentation treatment with amisulpride in schizophrenic patients partially responsive to olanzapine. Pharmacopsychiatry 44 : 142-7, 2011
118) Hatta K, Otachi T, Sudo Y, et al : A comparison between augmentation with olanzapine and increased risperidone dose in acute schizophrenia patients showing early non-response to risperidone. Psychiatry Res 198 : 194-201, 2012
119) Hatta K, Otachi T, Fujita K, et al : Antipsychotic switching versus augmentation among early non-responders to risperidone or olanzapine in acute-phase schizophrenia. Schizophr Res 158 : 213-22, 2014
120) Leucht C, Kitzmantel M, Chua L, et al : Haloperidol versus chlorpromazine for schizophrenia. Cochrane Database Syst Rev 23 : CD004278, 2008
121) Komossa K, Rummel-Kluge C, Hunger H, et al : Olanzapine versus other atypical antipsychotics for schizophrenia. Cochrane Database Syst Rev 17 : CD006654, 2010
122) Citrome L, Jaffe A, Levine J : The ups and downs of dosing second-generation antipsychotics. Psuchiatr Serv 58 : 11, 2007
123) Gardner DM, Murphy AL, O'Donnell H, et al : International consensus study of antipsychotic dosing. Am J Psychiatry 167 : 686-93, 2010
124) Lindenmayer JP, Citrome L, Khan A, et al : A randomized, double-blind, parallel-group, fixed-dose, clinical trial of quetiapine at 600 versus 1200 mg/d for patients with treatment-resistant schizophrenia or schizoaffective disorder. J Clin Psychopharmacol 31 : 160-8, 2011
125) Hatta K, Takebayashi H, Sudo Y, et al : The possibility that requiring high-dose olanzapine cannot be explained by pharmacokinetics in the treatment of acute-phase schizophrenia. Psychiatry Res 210 : 396-401, 2013
126) Iyo M, Tadokoro S, Kanahara N, et al : Optimal extent of dopamine D2 receptor occupancy by antipsychotics for treatment of dopamine supersensitivity psychosis and late-onset psychosis. J Clin Psychopharmacol 33 : 398-404, 2013
127) Citrome L, Jaffe A, Levine J : Dosing of second-generation antipsychotic medication in a state hospital system. J Clin Psychopharmacol 25 : 388-91, 2005
128) Citrome L, Jaffe A, Levine J, et al : Dosing of quetiapine in schizophrenia : how clinical practice differs from registration studies. J Clin Psychiatry 66 : 1512-6, 2005
129) Hatta K, Nakamura H, Matsuzaki I, et al : Acute-phase treatment in general hospitals : clinical psychopharmacologic evaluation in first-episode schizophrenia patients. Gen Hosp Psychiatry 25 : 39-45, 2003
130) Allen MH, Currier GW, Carpenter D, et al : The expert consensus guideline series. Treatment of behavioral emergencies 2005. J Psychiatr Pract 11 (Suppl 1) : 5-108, 2005

131) Casey DE, Daniel DG, Wassef AA, et al：Effect of divalproex combined with olanzapine or risperidone in patients with an acute exacerbation of schizophrenia. Neuropsychopharmacology 28：182-92, 2003
132) Casey DE, Daniel DG, Tamminga C, et al：Divalproex ER combined with olanzapine or risperidone for treatment of acute exacerbations of schizophrenia. Neuropsychopharmacology 34：1330-8, 2009
133) Citrome L, Cassy DE, Daniel DG, et al：Adjunctive divalproex and hostility among patients with schizophrenia receiving olanzapine or risperidone. Psychiatr Serv 55：290-4, 2004
134) Leucht S, Kissling W, McGrath J, et al：Carbamazepine for schizophrenia. Cochrane Database Syst Rev 18：CD001258, 2007
135) Huband N, Ferriter M, Nathan R, et al：Antiepileptics for aggression and associated impulsivity. Cochrane Database Syst Rev 17：CD003499, 2010
136) Leucht S, Kissling W, McGrath J,：Lithium for schizophrenia. Cochrane Database Syst Rev 18：CD003834, 2007
137) Ginovart N, Kapur S：Role of dopamine D_2 receptors for antipsychotic activity. Handb Exp Pharmacol 212：27-52, 2012
138) Pae CU, Kim JJ, Lee SJ, et al：Rapid versus conventional initiation of quetiapine in the treatment of schizophrenia：a randomized, parallel-group trial. J Clin Psychiatry 68：399-405, 2007
139) Rosenheck RA, Davis S, Covell N, et al：Does switching to a new antipsychotic improve outcomes? Data from the CATIE Trial. Schizophr Res 107：22-9, 2009
140) Arakawa R, Okumura M, Ito H, et al：Positron emission tomography measurement of dopamine D_2 receptor occupancy in the pituitary and cerebral cortex：relation to antipsychotic-induced hyperprolactinemia. J Clin Psychiatry 71：1131-7, 2010
141) Zormberg GL, Jick H：Antipsychotic drug use and risk of first-time idiopathic venous thromboembolism：a case-control study. Lancet 356：1219-23, 2000
142) Zhang R, Dong L, Shao F, et al：Antipsychotics and venous thromboembolism risk：a meta-analysis. Pharmacopsychiatry 44：183-8, 2011
143) Wu CS, Lin CC, Chang CM, et al：Antipsychotic treatment and the occurrence of venous thromboembolism：a 10-year nationwide registry study. J Clin Psychiatry 74：918-24, 2013
144) Hägg S, Bate A, Stahl M, et al：Associations between venous thromboembolism and antipsychotics. A study of the WHO database of adverse drug reactions. Drug Saf 31：685-94, 2008
145) Kishimoto T, Nitta M, Borenstein M, et al：Long-acting injectable versus oral antipsychotics in schizophrenia：a systematic review and meta-analysis of mirror-image studies. J Clin Psychiatry 74：957-65, 2013
146) Kishimoto T, Robenzadeh A, Leucht C, et al：Long-acting injectable vs oral antipsychotics for relapse prevention in schizophrenia：a meta-analysis of randomized trials. Schizophr Bull 40：192-213, 2014
147) Kane JM, Aguglia E, Altamura AC, et al：Guidelines for depot antipsychotic treatment in schizophrenia. European Neuropsychopharmacology Consensus Conference in Siena, Italy. Eur Neuropsychopharmacol 8：55-66, 1998
148) Gopal S, Hough DW, Xu H, et al：Efficacy and safety of paliperidone palmitate in adult patients with acutely symptomatic schizophrenia：a randomized, double-blind, placebo-controlled, dose-response study. Int Clin Psychopharmacol 25：247-

56, 2010

149) Kramer M, Litman R, Hough D, et al : Paliperidone palmitate, a potential long-acting treatment for patients with schizophrenia. Results of a randomized, double-blind, placebo-controlled efficacy and safety study. Int J Neuropsychopharmacol 13 : 635-47, 2010

150) Pandina GJ, Lindenmayer JP, Lull J, et al : A randomized, placebo-controlled study to assess the efficacy and safety of 3 doses of paliperidone palmitate in adults with acutely exacerbated schizophrenia. J Clin Psychopharmacol 30 : 235-44, 2010

151) Lauriello J, Lambert T, Anderson S, et al : An 8-week, double-blind, randomized, placebo-controlled study of olanzapine long-acting injection in acutely ill patients with schizophrenia. J Clin Psychiatry 69 : 790-9, 2008

152) Witte MM, Case MG, Schuh KJ, et al : Effects of olanzapine long-acting injection on levels of functioning among acutely ill patients with schizophrenia. Curr Med Res Opin 28 : 315-23, 2012

153) Cassano GB, Placidi GF : The use of long-acting neuroleptics in the acute psychoses. Acta Psychiatr Belg 81 : 173-81, 1981

154) Hatta K, Takahashi T, Nakamura H, et al : Abnormal physiological conditions in acute schizophrenic patients on emergency admission : dehydration, hypokalemia, leukocytosis and elevated serum muscle enzymes. Eur Arch Psychiatry Clin Neurosci 248 : 180-8, 1998

第 5 章

自殺未遂者対応

- Ⅰ. 自殺予防と自殺未遂者対応
- Ⅱ. 自殺未遂者ケアの体制
- Ⅲ. 自殺未遂者対応フロー
- Ⅳ. 自殺未遂者ケアの実践項目

第5章

自殺未遂者対応

はじめに

　わが国の自殺者数は，1998（平成10）年に急増して3万人を超えたまま高止まりとなり，深刻な状況にあった。2007（平成19）年6月に閣議決定された自殺総合対策大綱の当面の重点施策には「自殺未遂者の再度の自殺を防ぐ」という項目があげられ，「自殺未遂者に対する的確な支援を行うため，自殺未遂者の治療と管理に関するガイドラインを作成する」ことが明示された。本章の初版は，以上の経緯を踏まえ，2009（平成21）年12月9日の『精神科救急医療ガイドライン』改訂の機に新たな項目として分冊発行されたものである。幸いにも，その後，自殺者数は減少に転じ，2012（平成24）年以降は3万人を下回るようになった。しかしながら，現在でも，年間2万5千人近い自殺者が発生しており，いまだにわが国の自殺率は世界でも最悪水準であり，また日本人の死因として，自殺が10代から30代では第1位，40代では第2位，そして50代では第3位を占めるなど，わが国の自殺問題が深刻な状況であることに変わりはない。

　本ガイドラインの初版は，厚生労働省「自殺未遂者・自殺者親族等のケアに関する検討会」の審議をもとに作成されている。当時，精神科救急医療従事者向けに日本精神科救急学会が，一般救急医療従事者向けに日本臨床救急医学会が，そして精神保健・福祉相談従事者・自治体の生活相談対応従事者向けに全国精神保健福祉センター所長会がそれぞれガイドラインを作成し，3つの指針はほぼ同時に発行されたためにこの3領域で推奨される対策内容は共通しており，領域間での共通認識が得られやすく，また実際の現場対応において，領域を越えて連携が円滑となるように互いに工夫がなされている。

　2012年8月に見直された自殺対策大綱では，本ガイドラインの位置づけは9つの重点施策の1つ「自殺未遂者の再度の自殺を防ぐ」の中にある「救急医療施設における精神科医による診療体制等の充実」への寄与にあたる。このため学会は，作成された本ガイドラインを活用した「自殺未遂者ケア研修」を2009年から厚生労働省主催のもと毎年開催してきた。これらの活動

が前述の自殺者数の減少にどれほど貢献したのかを示すことは難しいが，毎年多数の参加者を得て，一定の評価を得ている。

　本ガイドラインのより具体的な意義は，従来タブー視されがちな自殺問題にあって，もとより自殺未遂者医療はデリケートな領域であり，誰もが困難感をもっていた自殺未遂者への対応について，科学的根拠を援用しながらこれを標準化した点，そして対応者側が明確な目的をもってアクションを行うことによって，リスクを減少させるための手順を明確にしている点である。当然ながら，これらは再企図を完全に防ぐことができるという結果を保証するものではないが，適切な臨床プロセスを実施することの意義は大きいと考えられる。

　このたび，ここ約5年間の学術的動向，社会学的動向，社会情勢の変化，人々の意識の変化，本学会が行ってきた自殺対策から得た知見・反省点などを踏まえて本ガイドラインを改訂した。自殺関連行動を引き起こす要因は複合的であるが，精神疾患が関与していることは明らかであり，精神医療が緊急介入的な役割を果たす場面も多々存在するであろう。今回の改訂では，よりわかりやすく，より実効的に，そしてより確実に，を求めて作業を重ねたところであるが，引き続き精神科および身体科救急医療の最前線にある医師，看護師，コメディカルスタッフが，自殺未遂者や自殺ハイリスク者を診療する際に活用していただきたい。

本ガイドラインを使用するにあたっての留意事項

　本指針に盛り込まれている事柄のすべてを，精神科救急医療の担い手全員が実施することには限界がある。

　また，本指針は精神科救急医療を担う医療機関や従事者の業務内容，診療内容の責務を規定しようとするものではない。

　本指針で示した対応を実効的なものにするためには，従事者の養成研修や地域資源の連携ネットワークづくりなどの取組みが必要不可欠である。

　なお，本指針では，それぞれの地域の特性や機関の特徴などの多様性については考慮されていない。したがって，各医療機関においては，本指針を参考に，それぞれの地域の実情や資源の実情を踏まえながら対応を行うことが望ましい。

　自殺行動の背景は複雑であり，その予防プロセスは容易ではなく，常に不確実性を伴っている。アセスメントとケアに注力したとしても，すべての自殺を防ぐことには限界がある。非自発入院等による治療的介入と徹底管理は一時的に自殺を遠ざける効果が期待できるかもしれない。しかし本来あるべ

き「治療関係の醸成・治療動機の明確化」と「自己の意思で生きることの意味を獲得していくことを援助する」こととの両立が課題となり，未遂者にとって常に最良とは限らない。したがって，最良の治療環境を選ぶことは治療者の裁量に委ねられるべきである。

　本指針では，自殺未遂者への対応について，再企図防止の観点から，適切な臨床プロセスを導くようなさまざまな評価・対応の仕方を推奨し，精神科救急医療の担い手のスキルアップを目的としている。しかし，本ガイドラインの内容は，必ずしも好ましい結果を保証するというものではなく，また，臨床における判断は常に個別的であることに注意されたい。実際の臨床に際しては現場の判断が優先されるべきである。本指針に関して，いかなる原因で生じた障害，損失，損害に対しても筆者らは免責される。

　本指針が医療スタッフの研修を企画立案する際などに活用され，それぞれの地域や組織で自殺に傾く人への支援とケアに向けた実践活動の展開へと広がっていくことが期待される。

［基本編］

I. 自殺予防と自殺未遂者対応

1. ガイドラインの対象（自殺関連行動の定義）

　本ガイドラインは，自殺未遂者への対応を示す。自殺未遂とは，自殺を意図して，あるいはその行為が致死的であると理解した上で自損行為をし，結果的に死に至らずに生存した状態を表す。一方，結果的に死に至った場合を自殺既遂という。

　自殺関連行動を表す語として，自損，自殺未遂，自殺企図，自傷，自殺念慮，希死念慮などさまざまなものがある。これらの語についてその定義や相違は必ずしも完全には確立されてはいないが，自損行為とは自身を損壊するあらゆる行為を指し，自殺企図は上述の自殺既遂と自殺未遂を指し，それ以外の行為を自傷とすることが多い。しかし，その場合でも，「自殺の意図のない故意の自傷」と詳しく定義をして使用することもある。他に，自分自身の死を強くイメージすることや死を願望することを希死念慮といい，自殺をしてしまいたいと考えることを自殺念慮という。

表5-1 自殺の危険因子

【表出】絶望感，無力感，自殺（希死）念慮
【出来事】離別・死別・喪失，親族の自殺，経済的破綻，災害・虐待・犯罪などによる外傷体験
【健康面】精神疾患，慢性・進行性の疾患，疼痛，病苦，セルフ・ケアの欠如
【既往】自殺未遂，自傷行為
【環境】自殺手段が身近にある，自殺を促す情報への曝露，孤立，支援者の不在

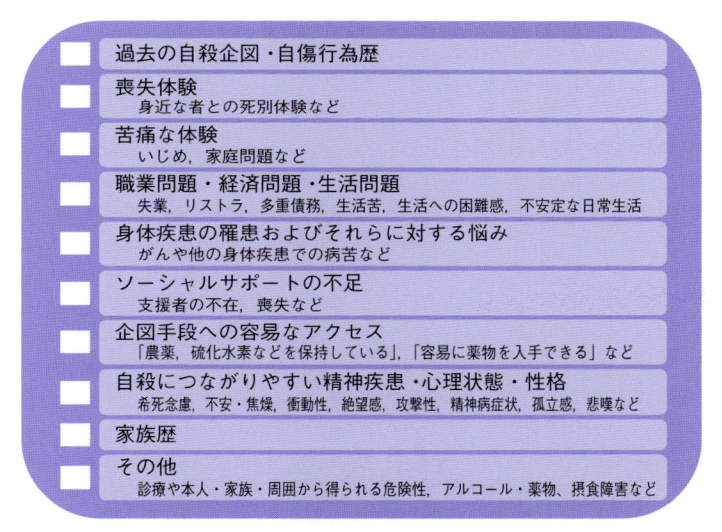

- ☐ 過去の自殺企図・自傷行為歴
- ☐ 喪失体験
  　身近な者との死別体験など
- ☐ 苦痛な体験
  　いじめ，家庭問題など
- ☐ 職業問題・経済問題・生活問題
  　失業，リストラ，多重債務，生活苦，生活への困難感，不安定な日常生活
- ☐ 身体疾患の罹患およびそれらに対する悩み
  　がんや他の身体疾患での病苦など
- ☐ ソーシャルサポートの不足
  　支援者の不在，喪失など
- ☐ 企図手段への容易なアクセス
  　「農薬，硫化水素などを保持している」，「容易に薬物を入手できる」など
- ☐ 自殺につながりやすい精神疾患・心理状態・性格
  　希死念慮，不安・焦燥，衝動性，絶望感，攻撃性，精神病症状，孤立感，悲嘆など
- ☐ 家族歴
- ☐ その他
  　診療や本人・家族・周囲から得られる危険性，アルコール・薬物，摂食障害など

図5-1 主要な危険因子の評価

2．自殺の危険因子（表5-1，図5-1）

　上記の自殺関連行動は，すべて自殺の危険因子である。この中でも，自殺未遂の既往は，最も明確な危険因子であることが，おびただしい調査・研究により繰り返し明らかにされている。

3．自殺未遂者への対応で留意しておくべきこと

　自殺未遂者への対応で留意しておくべきこととして，以下の4点がある。
1) 自殺未遂者の大半は精神疾患に罹患している。
2) その大半が，自殺企図に至った直接・間接動機として生活上の問題を抱えている。
3) その企図に至る過程で，無力感や絶望感，孤立無援感に支配されている。

表5-2 自殺予防の一次予防，二次予防，三次予防と，疾病予防概念との比較

	疾病の予防		自殺の予防
一次予防	未然に防ぐ	⇒	未然に防ぐ ：住民への啓発 ：社会各領域への啓発 ：専門職への教育
二次予防	治療	⇒	介入（治療を含む） ：ハイリスク者のスクリーニング 　ハイリスク群への危機介入 　（未遂者への介入）
三次予防	リハビリ 再発予防	⇒	事後対応 ：心理学的剖検 ：遺された人のケア

4）自殺企図に至る過程で発症・再発した合併精神疾患に加えて，企図直後には通過症候群や浄化作用（カタルシス）などの多様な精神状態を認める。

4．自殺の一〜三次予防

　自殺予防対策の基本概念として，自殺の一次予防，二次予防，三次予防という枠組みがある（表5-2）。

　一次予防，二次予防については，疾病予防概念と違いはない。一次予防は，自殺行動とその背景にある危険因子，そして自殺予防に関する理解を促進するための教育，普及・啓発がこれに含まれる。また，自殺予防対策を実践するための体制やネットワークづくり，自殺が生じやすい建物の危険個所の改修などもこれに含まれる。二次予防は，自殺の危険因子を有する個人への介入，治療を含む。

　三次予防については，疾病予防と大きく異なる。心理学的剖検とは，自殺が生じた状況の詳細な調査のことで，これまでに同研究により自殺の危険因子や合併精神疾患の詳細などが明らかにされ，これらの知見が自殺予防対策の進展に大きく寄与するところとなっている。また，三次予防のもう1つの重要な柱は，自殺で大切な家族や友人・同僚・知人，あるいはクライエントを失った人のケアである。

II．自殺未遂者ケアの体制

1．自殺未遂者ケアの全体像

　自殺未遂者は，その後の自殺の危険性が高いので，精神科救急医療機関を

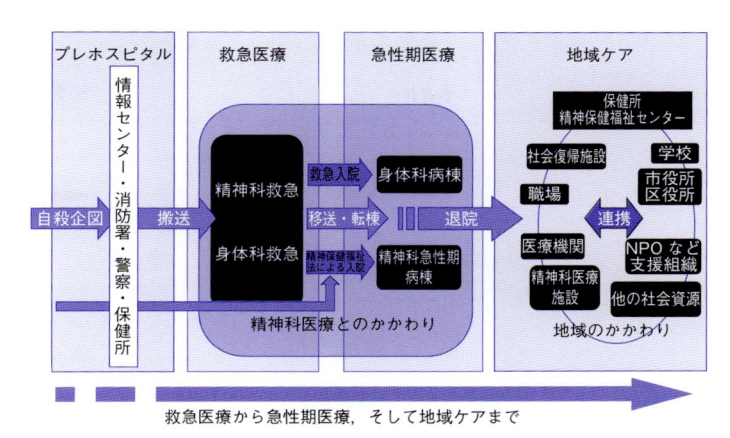

第5章　自殺未遂者対応

図5-2　自殺未遂者ケアの体制

受診した患者の再度の自殺企図を防ぐことが重要である。その他にも自殺未遂者の不良な転帰として受療中断，精神医療未受療，重症化，後遺障害，不良な社会適応，問題未解決，そして社会的偏見などがあげられる。以上から，自殺未遂者ケアとして，自殺未遂者に対して精神科救急医療，急性期医療，そして地域ケアを通して，再企図を予防し社会復帰に結びつけていくためのマネジメントを行うことが目標となる。図5-2にその概念図を示した。

1）プレホスピタル・ケア

　プレホスピタル・ケア（病院前救護）は重篤な状態にある患者を受診前に対応することを指す。精神科プレホスピタル・ケアでは，自殺未遂者が精神科救急を受診する上で受診前の相談や救急搬送などのプロセスをたどる。従事者としては，救急搬送にかかわる救急隊員，警察，措置診察や移送等にかかわる保健所，受診勧奨する市町村等の精神保健担当課，受診前の電話相談にかかわる前述の機関のほか，精神科救急情報センター職員，精神科医療相談窓口，医療機関窓口がここに含まれる。自殺未遂者の対応にあたっては心理状態を踏まえた対応も求められる。また，患者の状態を把握して身体面や精神面双方を勘案したトリアージ，搬送先・受診先との連絡調整，家族等周囲の者のサポートに至るまで幅広い次元での対応が求められる。

2）危機介入

　自殺未遂者の多くは精神医学的な問題を抱えており，心理的危機介入を実施する必要がある。自殺未遂者は身体合併症が重症である場合は，救命救急

センターなどでの治療を要し，身体合併症があっても軽症である場合は精神科救急医療機関を直接受診する場合もある。精神科救急医療機関では，自殺企図者に対して，身体科の医師と連携をとりながら心理社会的介入を含む包括的な精神科治療を行うことが求められる。このような連携体制としては，①並列モデル（救命救急センター内に精神科医が常勤する精神科救急施設，コンサルテーションやリエゾンによる診療体制をもつ総合病院精神科等），②縦列モデル（単科精神科病院と近隣身体科医療施設の連携等）がある。どのような精神科救急システムを設置しているかは地域の実情により異なっている。

3）救急医療から急性期医療，そして地域ケアへ向けて

精神科急性期治療では，身体合併症のケアを継続しながら，背景に存在する精神疾患に対応する。自殺未遂者に対して包括的な精神科治療を導入し，家族に対してさまざまな支援を行う。そのためには，保健・福祉を含む社会的ネットワークの活用が必要であるし，普段からネットワークの構築とメンテナンスを意識して行うことが求められる。

2．精神科救急医療に求められるタスク

1）自殺未遂者ケアの方法

自殺には，表5-1で示したさまざまな危険因子が知られている。個人において，あるいは個人を取り巻く環境の中で自殺の危険因子が存在することや，自殺の防御因子が不十分であることから，自殺のリスクが高まり，衝動性などの関与により自殺企図が生じると考えられる。

図5-3に自殺未遂者のケアの方法を示した。青地に白抜きで示した「自殺未遂者ケアの実践項目」についてⅣ節でさらに解説を行う。救急医療の従事者の役割は，個々の未遂者にかかわる危険因子や防御因子を把握し，危険因子を減らし，防御因子を高めることにほぼ集約される。

3．基本姿勢

1）支援やケアを行う上で必要な態度

自殺未遂者はさまざまな状態像を示す。抑うつ状態や不安・焦燥，あるいは幻覚・妄想状態までさまざまである。精神科救急では，自殺企図直後がその患者との初めての出会いとなることもまれではないが，未遂者への初期対応は患者・家族 - 医師間の信頼関係やその後の治療関係の構築に大きく影響

救急医療における自殺未遂者ケアの流れと対応

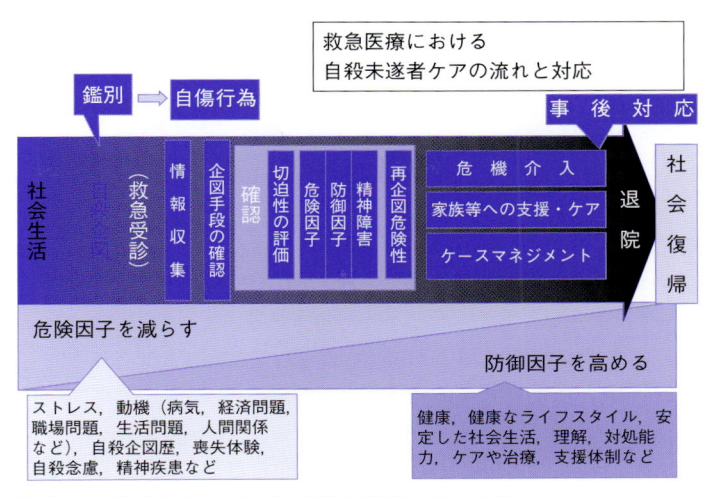

鑑別 ⇒ 自傷行為

社会生活 →（救急受診）→ 情報収集 → 企図手段の確認 → 確認 → 切迫性の評価 → 再企図危険性／精神障害／防御因子／危険因子 → 危機介入／家族等への支援・ケア／ケースマネジメント → 事後対応 → 退院 → 社会復帰

危険因子を減らす：ストレス，動機（病気，経済問題，職場問題，生活問題，人間関係など），自殺企図歴，喪失体験，自殺念慮，精神疾患など

防御因子を高める：健康，健康なライフスタイル，安定した社会生活，理解，対処能力，ケアや治療，支援体制など

図5-3　救急医療における自殺未遂者ケアの方法

する。

　医療者としての基本的な態度として重要なのは下記のとおりで，受容と共感，傾聴が基本となる。また，自殺を企図するところまで追い詰められた患者の心境を考えた場合，まず医療者がかけるべきは，患者の苦労に対する「ねぎらい」の言葉であろう。患者は絶望感や無力感，孤立無援感にとらわれているので，支援の表明を明確に伝えたほうがよい。そして，その支援の内容は，漠然としたものではなく，患者の置かれた状況に応じて個別的で，かつ具体的でなくてはならない。

支援やケアを行う人に必要な態度
受容と共感
　　患者を一度しっかり受容する。そして，「批判的にならない・叱責しない・教条的な説諭をしない」を心掛ける
傾聴
　　患者の語る話に無批判に耳を傾け，その内容を真剣にとらえる
ねぎらい
　　患者の苦労をねぎらい，相談に訪れたことや自殺について打ち明けたことを賞賛する
支援の表明
　　力になりたいという医療者側の気持ちを伝える。曖昧な態度をとら

ない
明確な説明と提案
  患者の個別性に配慮し，提案は具体的に。安易な励ましや安請け合いをしない

2）自殺について取り上げる

　自殺企図や自殺念慮について取り上げ話題にすることは，患者の再企図の予防の第一歩である。問題が明らかに存在するのに，それをないかのように振る舞うことのほうが不作為で不誠実である。患者とラポールをとった上で，自損行為の意味や現在の自殺念慮の有無を明確に尋ねることが大切である。そこから，患者‐医療者間の信頼は深まり，患者への理解が深まり，また必要な支援が明らかとなる。なお，非専門家向けには「TALKの原則」というものが提唱されているので参照されたい。

TALKの原則
- 誠実な態度で話しかける（Tell）
- 自殺についてはっきりと尋ねる（Ask）
- 相手の訴えを傾聴する（Listen）
- 安全を確保する（Keep safe）

3）医療者自身の気持ちの発露に注意する

　医療者自身が，自殺関連行動や自殺企図者の本質を理解していない場合，その行動に嫌悪感を示したり，「自殺未遂を無責任な行動である」とか「患者の心が弱いから困難を乗り越えられなかったのだ」と断じてしまう場合がある。また，医療者が独自の人生観に基づいて患者を判断したり，説諭をしてしまう危険性もある。したがって，医療者は正しい知識を身につけ，自殺関連行動の本質を理解する必要がある。

　しかし，たとえ知識と理解があっても，自分自身の思いが時として患者や他の医療者に対して批判的に，攻撃的な形となって発露してしまうことがあるかもしれない。医療者は，常に自分の気持ちを自覚し制御できるように心掛けたい。

[実践編]

III. 自殺未遂者対応フロー

1. 3つの基本軸とその他の重要事項に関する実践項目

　精神科救急における自殺未遂者ケアの3つの基本軸と実践項目，およびその他の重要事項を以下に示す。

自殺未遂者ケアの3つの基本軸と実践項目，およびその他の重要事項
1．自殺関連行動の把握とトリアージ
　　1）情報収集
　　2）企図手段の確認
2．アセスメント
　　1）自殺企図の鑑別
　　2）切迫性の評価
　　3）危険因子・防御因子と精神障害
　　4）再企図危険性
3．アクション
　　1）危機介入
　　2）ケースマネジメント
　　3）家族等への支援とケア
4．その他の重要事項
　　1）自傷行為の理解と対応
　　2）事後対応

　実際の精神科救急の現場において，これらをどのように実践したらよいのかを時系列で理解するために，精神科救急フローに応じた実践項目を図5-4に示した。

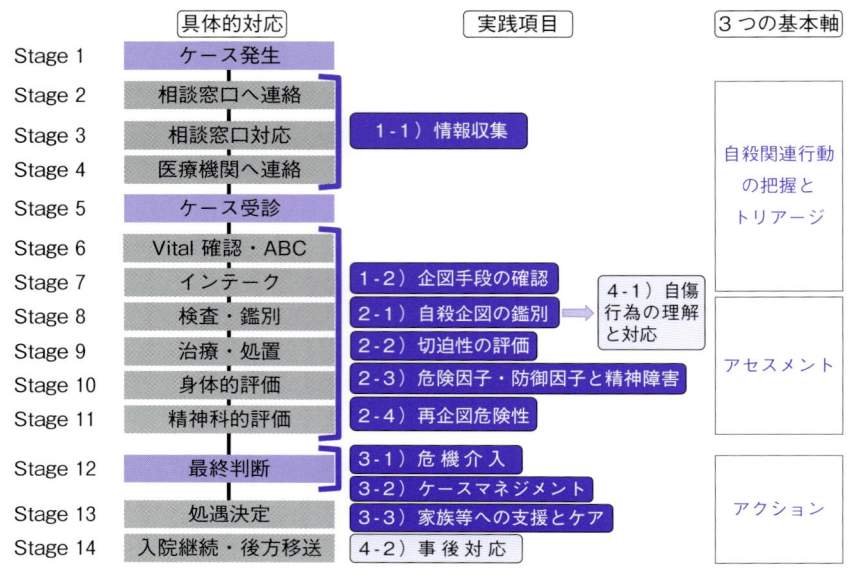

図5-4 精神科救急フローと自殺未遂者ケアの実践項目

Ⅳ. 自殺未遂者ケアの実践項目

以下では，精神科救急における自殺未遂者ケアの実践項目について説明する。

1．自殺関連行動の把握とトリアージ

1）情報収集
（1）情報収集の手順

自殺未遂者は自殺企図による身体的問題と精神医学的問題が併存しており，受診先の選定やその後の身体管理，必要となる精神科治療の程度などを検討していく必要がある。精神科プレホスピタル・ケアとして，自殺未遂者が精神科救急を受診する上で受診前の相談や救急搬送などが関与する。そして，従事者としては，救急搬送にかかわる救急隊員，警察，措置診察や移送等にかかわる保健所，受診勧奨する市町村等の精神保健担当課，受診前の電話相談にかかわる前述の機関のほか，精神科救急情報センター職員，医療機関窓口がここに含まれる。

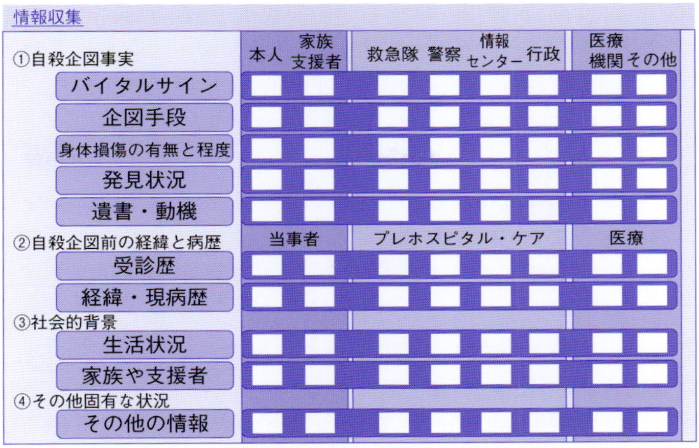

第5章　自殺未遂者対応

情報収集	本人	家族支援者	救急隊	警察	情報センター	行政	医療機関	その他
①自殺企図事実								
バイタルサイン	☐	☐	☐	☐	☐	☐	☐	☐
企図手段	☐	☐	☐	☐	☐	☐	☐	☐
身体損傷の有無と程度	☐	☐	☐	☐	☐	☐	☐	☐
発見状況	☐	☐	☐	☐	☐	☐	☐	☐
遺書・動機	☐	☐	☐	☐	☐	☐	☐	☐
②自殺企図前の経緯と病歴	当事者		プレホスピタル・ケア				医療	
受診歴	☐	☐	☐	☐	☐	☐	☐	☐
経緯・現病歴	☐	☐	☐	☐	☐	☐	☐	☐
③社会的背景								
生活状況	☐	☐	☐	☐	☐	☐	☐	☐
家族や支援者	☐	☐	☐	☐	☐	☐	☐	☐
④その他固有な状況								
その他の情報	☐	☐	☐	☐	☐	☐	☐	☐

自殺未遂者に関して，精神科救急医療を導入し，方針を決定する上で，事実を正確に確認する必要がある。また，自殺企図に至った経緯や動機などを確認する必要がある。誰が情報提供者かで情報の質は異なるが，最終的にさまざまな情報を総合的に評価する必要がある。

図5-5　自殺企図に関する情報源と情報の内容

プレホスピタル・ケアから救急医療までのトリアージ項目
- 精神医学的リスク
- 身体医学的リスク
- 自殺のリスク
- 危険因子
- 防御因子
- 緊急度
- 自殺念慮の変化

患者の状態を把握して身体面や精神面双方を勘案したトリアージ，搬送先・受診先との連絡調整，家族等周囲の者のサポートに至るまで幅広い次元での対応が求められる。以上のことから，患者が精神科救急を受診した場合，直ちに包括的に情報を収集することが重要である。そして，①自殺企図事実に関する情報，②自殺企図前の経緯と病歴の情報，③自殺企図者の社会的背景についての情報，④その他の固有な状況に関する情報，について確認を行うことが，自殺企図者の対応の起点となる。図5-5に確認すべき情報を示した。情報源により得られる情報の質は異なり，情報提供者を確認しておくことも必要であり，最終的にさまざまな情報を総合して評価する。

（2）本人，家族の心理状態を考慮して情報収集する

　自殺未遂者は心理的に動揺を示していること場合が多いため，安心感を与える対応を初期から行うことが望ましい。調査的に聞くのではなく，相談者のストーリーに沿ってナラティブに聴きながら必要な情報を収集するなどの工夫も必要である。患者は否定的認知となっていることも想定されるため，危険因子を強調し過ぎないで聴くことも大切である。情報収集や評価は治療的意味合いもあるため，初期対応を丁寧に行うことは，その後の円滑な診療につながる。家族や知人など周囲の者は，自殺企図や自殺念慮を認めた患者の対応で混乱状態にある。応対する者は落ち着いた態度で，安心を与えることも重要である。また，大変な状況にある家族の気持ちを酌み取り，進めていく必要がある。自殺企図者と家族がお互いに心理的葛藤を抱えている場合も少なくない。情報収集にあたっても，自殺企図者と家族・周囲には中立的な態度で，どちらの気持ちにも配慮した対応が必要となる。

　自殺未遂者は重篤な心理状態にあり，時に精神運動興奮や攻撃性を呈することもある。対応者は事故防止等の観点で，適切な情報把握によるリスクアセスメントを行い，人員体制や環境設定を検討して，安全確保を行うことが必要である。また，適切なコミュニケーションや態度をとることが求められ，ディエスカレーションによるコミュニケーション・スキルを用いて，患者の危機的な精神状態を緩和するアプローチも実践することが重要である。

① 情報収集にあたってのコツと手法

　自殺未遂者が受診した場合，精神科医は第1にバイタルサインや身体的状況を確認する必要がある。自殺未遂者は時に自殺企図の情報を述べないことがあり，身体的な状態や意識障害などの徴候に関する情報を注意深く把握する必要がある。

　次に，誰が，何を，いつ，どこで，どのような理由で，どのような手段で自殺企図したか確認を行う（自殺企図に関する5W1H）。

自殺企図に関する5W1H
- 誰が（Who）　　　：自殺未遂者の住所・氏名・年齢
- 何を（What）　　 ：自殺企図
- いつ（When）　　 ：企図時刻
- どこで（Where）　：自殺企図を行った場所
- なぜ（Why）　　　：自殺企図に至った経緯・現病歴，遺書・動機
- どのように（How）：企図手段

その上で，患者と意思疎通がとれるかどうかを確認する。意識障害や精神症状により，本人からの自発的な情報を得られず，企図手段が特定できない場合もある。例えば意識障害で倒れているところを発見された場合，大量服薬なのか，服毒なのか，または一酸化炭素中毒なのかなど，詳細に確認する必要がある。特に患者の身近な存在である家族等の情報は重要である。しかし，患者や家族・周囲から得られる情報が正しいとは限らない。周囲から得られる情報だけでなく，客観的に得られる所見，情報を可能な限りすべて収集するよう心掛けることが大切である。

面接導入としては，日付や状況，食事，睡眠，体調や気分など日常的な内容を取り上げ，話しやすい内容などで傾聴しながら，併せて見当識があるかどうかなどにも注意していく必要がある。

② 自殺企図前後の情報

これまでの経緯・現病歴や遺書・動機，受診歴などを確認する。発見者や発見状況，付き添いの有無，発見から受診までの状況を確認する。受診に至った経緯や病歴に関する情報は再企図の危険性の評価〔2-4〕〕や危機介入後の対応〔3-1〕〕に役立つ。

③ 家族・支援者に関する情報

家族はいるか，支援者はいるか，などの情報も重要になる。

④ 警察関係者からの情報

警察官の対応があったのか否か，同伴しているのか否かなどの警察官からの情報も重要であり，身体的問題が軽微である場合などは，処置後に警察官による24条通報となることもあり得る。警察がなぜ関与しているかということを確認することも，患者の危険度を把握する上で重要である。

2）企図手段の確認

自殺企図の対応にあたって，当初の最重要な課題は生命予後である。自殺未遂者の診療依頼がなされた場合，自殺企図の手段を確認し，身体合併症の重症度から必要な身体管理を予測することが重要である（図5-6）。身体合併症の重症度が高く，身体管理が必要とされる場合，一般病棟での身体科治療を優先するなど，身体的重症度と精神的重症度を勘案して，自殺企図に対する最適の治療環境を設定することが必要となるからである。

（1）手　段

本人や周囲から得られる情報をもとに企図手段を同定する。薬袋，薬品容器，用いられた用具などの存在は手段を同定するための情報となる。手段は必ずしも単独であるとは限らず，例えばリストカット後に大量服薬をするなど，複合的である可能性にも注意を払う。企図手段の種類により身体的治療

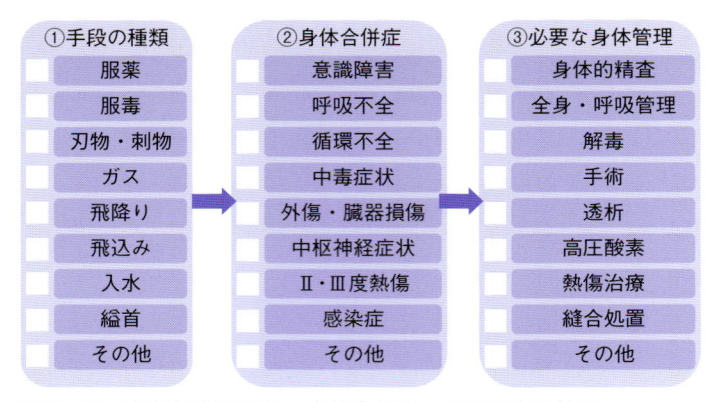

①手段の種類	②身体合併症	③必要な身体管理
服薬	意識障害	身体的精査
服毒	呼吸不全	全身・呼吸管理
刃物・刺物	循環不全	解毒
ガス	中毒症状	手術
飛降り	外傷・臓器損傷	透析
飛込み	中枢神経症状	高圧酸素
入水	Ⅱ・Ⅲ度熱傷	熱傷治療
縊首	感染症	縫合処置
その他	その他	その他

図5-6　自殺行動の手段，身体合併症，必要な身体管理

が決定されることは少なくない。
（2）身体合併症の把握と予測される身体管理

　自殺企図の手段の確認作業を進めながら，身体合併症を把握して重症度を確認し，必要となり得る身体管理を予測することが重要である。明らかに身体的に重症度が高い場合は，いうまでもなく身体的治療を最優先に検討する必要がある。自殺未遂者が受診した精神科救急医療施設の医療資源を勘案して，身体的治療と精神科治療に関してトリアージを行うことが重要である。

　例えば，焼身を図った場合には，熱傷治療を視野に入れた対応が必要となる。飛び降りやリストカットでは外科的治療を要する場合が多い。大量服薬による自殺企図では長時間同一姿勢を保持していた場合，コンパートメント症候群などの発生にも注意を払ったほうがよい。病態によっては，見逃しやすいものがある。例えば，リチウムの大量服薬では，当初は臨床的な中毒症状は軽微にみえても，服薬時間と血中濃度上昇の関連を考慮して危険性が高ければ血液透析等も行える医療施設での治療が必要となる。排ガスによる一酸化炭素中毒で受診時点では意識障害も軽度で，一見身体的に重症度が低くみえる場合でも，その後に間歇型CO中毒を発症するということもあり，高圧酸素療法を要することも少なくない。三環系抗うつ薬や定型抗精神病薬などは心毒性が強く，致死性が高いと認識すべきである。本人の自発的言動からは服薬内容が聴取できない場合や判断できない場合もある。このような場合も，精密検査と身体管理可能な医療施設との連携を考慮する必要がある。そのほかにも，また，精神症状が重篤な場合，自発的な疼痛評価等の身体的評価が困難な場合も多い。例えば，飛び降りを図った症例などでも頭蓋骨，骨盤などの骨折の確認を十分に行えない場合は，単純X線写真やCT検査

などの精密検査を行える医療施設での診療が必要となる。
　このように，高度な身体的治療を要することが想定される場合には，身体救急医療機関への搬送を優先する〔3-1〕危機介入，図5-12も参照）。
（3）一般救急医療との連携も視野に入れる
　受診の相談の時点でトリアージが可能であればよいが，精神科医療施設を受診後に，自殺行動の手段や重症度により，身体治療も可能な医療機関で対応するか，精神科専門医療施設で対応するかの判断が必要とされる場合も多い。明らかに身体治療が必要な場合はいうまでもなく，判断が困難な場合も一般救急医療施設へコンサルトを行い，相談して対応を決定していくことが望ましい。どこまで精神科救急医療施設で診療可能か，施設状況も踏まえて判断することが重要である。

> 救急受診に関するトリアージの原則（図5-7）
> ① 重篤な意識障害（例えばJapan Coma Scaleで2桁以上）や致死性が高い企図手段であった場合，一般救急医療の対応を要すると考えられる
> ② 身体的重症度は高くない場合，精神科救急での対応を要すると考えられる
> ③ 一般救急から要請がある場合，重篤な意識障害はないか，致死性の高い企図手段ではないか，検査および治療はされているかを確認する
> ④ 身体的重症度は高いが，一般救急を要するか判断に迷う場合，一般救急へのコンサルトを行うことを検討する

2．アセスメント

1）自殺企図の鑑別

　本人や家族，周囲から得られる情報により，受診した患者の自損行為が自殺企図であったのかどうかを確認しなければならない。それが，患者のアセスメントや支援の方向性を検討する上での第一歩となる。
（1）自殺企図であったのかどうかを確認する
　患者の自損行為が自殺企図であったのかどうかを確認する手順として，以下の指標（図5-8）を参照しながら解説をする。
　　① 自らの意思で行った行為であるかを確認
　　　他人から強制された自損行為，犯罪被害，転倒による外傷は自殺企図で

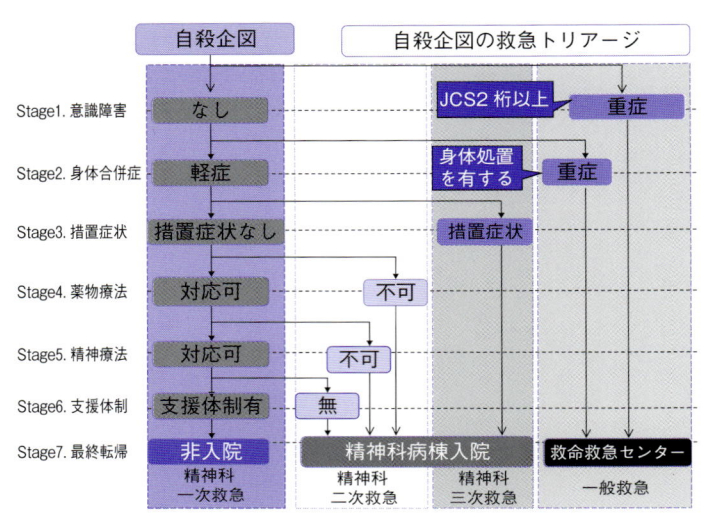

図5-7　自殺企図の手段と重症度による救急トリアージ

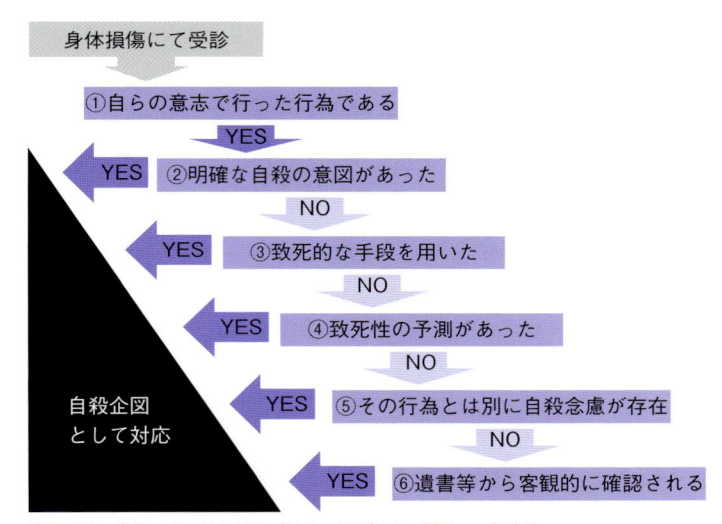

自殺未遂・自傷・その他の鑑別（松本、河西）より引用・一部改変

図5-8　自殺企図の有無の確認

② 明確な自殺の意図があったかを確認
　自殺の意図があっても明言されるとは限らないので，患者が否定したとしても，少なくとも一度は再度確認する必要がある。「症状が改善せず，薬を多く飲んで治そうと思った」というのは自殺企図には該当しないが，その場合でも長期的に，持続的に希死念慮を抱いてはいなかったのか，あるいは自殺の意図のない故意の自傷行為が繰り返されていなかったのかなどを確認する。
③ 致死的な手段を用いたかを確認
　客観的にみて致死性の高い方法で自損行為を行った場合は，自殺企図の可能性が高い。
④ 致死性の予測があったかを確認
　客観的にみて致死性の低い方法であったとしても，本人がそれで死ぬことができると予測していた場合は自殺企図と判断する。ちなみに，「気持ちを楽にするために薬をたくさん飲んだ」という場合は自殺企図に該当しないが，本人が意図せずに結果的に死に至る自傷もあるので，自殺企図と判断されなくてもさらにアセスメントを進める。
⑤ その行為と別に自殺念慮が存在するかを確認
　例えば，「ボールを拾おうとして道路に飛び出したのであって，死のうとしたわけでない」というような場合は自殺企図ではない。
⑥ 遺書などから客観的に確認
　遺書や電子メールでの伝言，周囲へ伝えた言葉などから，自殺の意思が疑われる場合には，いったんは自殺企図とみなして，アセスメントを進める。

2）切迫性の評価

　自殺未遂者が受療した場合に，帰宅させ外来治療につなげるか，それとも入院とするかを判断しなければならない。この判断をするにあたって，最も重要なポイントとなるのは，現在の自殺念慮の評価である。

（1）現在の自殺念慮の有無の確認

　自殺念慮の確認には多面的評価が必要である。また，繰り返し確認していくことが重要である。例えば，多くの患者は，自殺念慮の確認に対して黙秘したり，混乱の中で返答がなされなかったりする。また，つらさを表明する術を知らず，「大丈夫です」と言ったり，実は心の中で自殺再企図の強い意志を固めているケースもまれではない。したがって，自殺念慮を否定する患者の言葉を頭から鵜呑みにすることは危険である。つまり，患者が自殺念慮

```
┌─ 自殺念慮 ─┐      ┌─ ①具体的計画性 ─┐
                    ■ 時期を決めている
┌─ ②出現時期・持続性 ─┐  ■ 手段を決めている・確保している
■ 急速に出現し消退しない  ■ 場所を決めている
■ 変動しコントロール不能  ■ 予告している
■ 持続し消退しない        ■ 死後の準備をしている

┌─ ③強度 ─┐          ┌─ ④客観的確認 ─┐
■ 強まっている         ■ 周囲から見て明らか
■ 自制できなくなっている ■ 存在していても否定する

                      ┌─ ⑤他害の可能性 ─┐
                      ■ 存在している
```

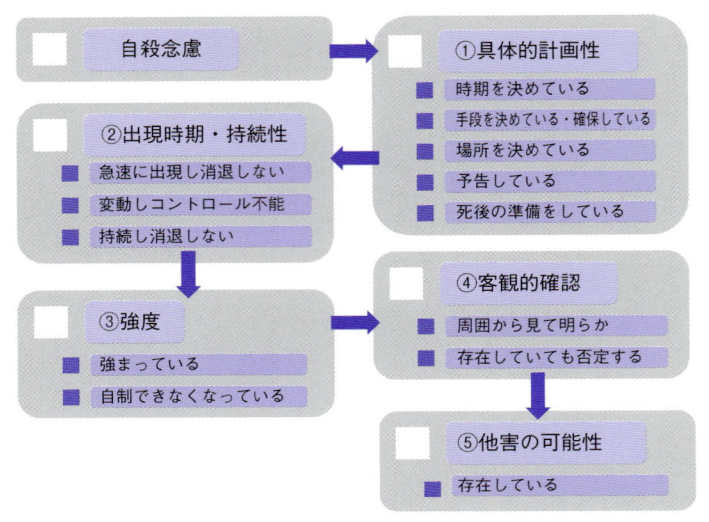

図5-9　現在の自殺念慮の評価

を否定している場合でも，「自殺念慮を表出できない」，「自殺念慮を隠している」，「精神疾患の重症度や，意識障害により自殺念慮を評価しきれない」という可能性も考慮すべきである。

　しかし，「死にたい」と表明していても，つらい気持ちをそのような言葉で表現しているだけで，自殺再企図の切迫度は言葉ほど高くないケースも存在する。

　そこで，患者の訴え（表現）に加えて，自殺の計画性（自殺計画の有無と，その計画がどれほど具体的であるかということ）が，切迫度評価の重要なポイントとなる。

（2）現在の自殺念慮の評価（図5-9）

　自殺念慮の具体的計画性，出現時期・持続性，強度，客観的観察，他害の可能性を評価し，いずれか1つでも存在する場合は，特にリスクが高いと考えられる。

　① 具体的計画性

　　自殺の計画が具体的であればあるほど危険性が高い状況
　　・時期を決めている
　　　例）「○月○日に」，「○の記念日に…」等
　　・手段を決めている・確保している
　　　例）「練炭を買った」，「ロープを用意している」等
　　・場所を決めている

例）「自殺の名所を調べている」「思い出のある場所に行く」等
　・予告している
　　例）「これから死ぬ」とメールする，「自殺するしかない」と口にする
　・死後の準備をしている
　　例）「保険会社に電話する」「遺書を書く」等
② 出現時期・持続性
　急速に出現し消退しない，変動しコントロール不能，持続し消退しないなどは危険性が高い。
③ 強度
　自殺を強く望んでいること，具体的な計画があること，あるいは自殺念慮を抱いた動機や経緯などから判断される。自殺念慮が強まっていたり，自制困難であれば危険性が高い。
④ 客観的確認
　遺書を書いたり，周囲に死をほのめかす場合は危険性が高い。自殺念慮が周囲からみて明らかに存在するにもかかわらず言明しない場合や否定することもあるので注意が必要である。
⑤ 他害の可能性
　「○○を道連れに死ぬしかない」「一緒に死にたい」「殺したい」などと口にする場合は危険性が高い。

> **カタルシス効果を考慮する**
> 　自殺が企図された後に，それまで不安定だった患者の精神状態が一見改善したようにみえることがあり「カタルシス」といわれる。しかし，自殺を企図したことで，本人がそれまで抱えていたさまざまな問題が解消されたわけではないので，これはみせかけの改善であり，早晩，精神状態は悪化し危険な状態に戻ってしまう。

3）危険因子・防御因子と精神障害

　自殺の再企図予防として，自殺の危険因子と防御因子を確認して，自殺のリスクを減らし，防御因子を高める必要がある。自殺の危険因子は1つ存在しても自殺のリスクを高めるが，複数存在することで相乗的にリスクが高まる場合がある。精神科医は包括的に自殺未遂者の危険因子（**図5-1**）や防御因子（図5-3参照）を把握することが大切である。

（1）過去の自殺企図・自傷行為
　過去の自殺企図歴は自殺の最も強い危険因子である。自殺企図患者150

名の中で自殺が 12％，自然死が 10％，再企図が 25％という報告もある[1]。

自傷行為歴も危険因子として重要である。自傷行為を行うものは致命的な手段と結果を意図していないため，概念上は自傷と自殺企図と区別する必要がある。しかし，自傷行為を行う者はしばしば自殺念慮を認め，自傷行為で受診した後に，重篤な自殺企図を行う場合がある。自傷行為歴は自殺の危険因子として注意深く評価されるべきである。

> **自傷行為歴を過小評価しない**
> 　自傷行為を繰り返す患者での自殺未遂において，自殺の危険性が過小評価される場合があるが[2]，自傷行為を繰り返している中で自殺に至るケースは少なくない。患者の危険度の評価に立ち返って臨床的な判断を行うことが望ましい。

（2）喪失体験
　身近な者との死別，人間関係の断絶，病気，失業などの喪失体験は自殺の危険因子となり得る。

（3）苦痛な体験
　小児期の身体的・心理的・性的な被虐待歴やいじめ，家庭内暴力は自殺の危険因子である。

（4）職業問題・経済問題・生活問題
　喪失体験とも重複するが，失業や昇進，降格，リストラなどの職業問題や，多重債務や生活苦などの経済問題，生活の困窮や転居や不安定な日常生活など，生活問題は自殺の危険因子である。

（5）身体疾患の罹患，およびそれらに対する悩み
　自殺企図は心理社会学的，環境的，生物学的な要因が複合的に関与しているといわれており，その背景に精神疾患が存在することは少なくない。特に身体疾患に罹患している場合，自殺のリスクは高まっている場合も少なくない。

身体疾患患者の自殺の危険を高める要因[3]
- 慢性化する傾向がある
- 徐々に悪化する傾向がある
- 生命を脅かす合併症を伴う
- 行動や日常生活の制限が強いられる
- 一般的な方法で疼痛を除去できない
- 社会的な孤立を強いられる

- 社会的な偏見を伴う
- 認知障害を伴う（記憶や判断の障害，失見当識，せん妄）
- 自殺念慮を訴える
- これまでにも自殺未遂歴がある
- 周囲からのサポートを得られない
- 他の患者の死に強い不安を抱く

　身体の病気に関する悩みで自殺を考えるケースの背景に，うつ病や症状精神病が隠れている場合がある。また，身体疾患治療薬により精神的な不調を来す場合もある。①背景に隠れる精神疾患，②身体疾患治療薬の影響に注意を払うことが重要である。

（6）ソーシャルサポートの不足

　多重債務や医療費滞納などの経済的問題や，生活苦などの生活の問題，人間関係上の問題などさまざまな問題を自殺未遂者は抱えているが，相談できる人はいなかったと話すことが少なくない。また，ソーシャルサポートが存在しても，本人は否定している場合もある。直接的あるいは間接的なソーシャルサポートの欠如や否定は自殺のリスクを高めるため，確認が重要である。

自殺未遂者は支援体制や治療関係を拒絶することがある
　自殺の危険性の高い患者では支援体制や治療関係を拒絶することがある。精神科医は，このような患者の感情に曝露し，心理的な防衛反応として，これを安易に受け入れるか，認めてしまうことがあるかもしれない。しかし，ここで自殺未遂者に対する基本的姿勢を示すことが，良好な治療関係に発展する可能性がある。

（7）企図手段への容易なアクセス

　自殺手段へのアクセス性が高いほど，あるいは身近であるほど自殺のリスクは高まる。自殺企図の手段を本人自身が準備しているような状況や，手段や方法を本人や周囲が除去できない状況は自殺のリスクが高いと考えられる。また，自殺念慮をもつ者が自殺に関する情報への曝露（報道機関による過剰な自殺報道，インターネット上の自殺をほう助するような情報）を繰り返している場合もリスクが高いと考えられる。

（8）自殺につながりやすい心理状態・精神疾患・性格

　自殺のリスクを高める精神症状としては，不安・焦燥，衝動性，絶望感，攻撃性があげられる。不安・焦燥を認める患者において自殺企図が発生する

ことがある。追い詰められた心理はしばしば絶望感を生じさせ，自殺念慮を発生させる。衝動性や攻撃性が高い患者において自殺企図が発生する場合がある。

自殺のリスクを高める心理状態
- 不安・焦燥
- 衝動性
- 絶望感
- 攻撃性
- 孤立感
- 悲嘆
- 無力感

また，精神疾患は自殺企図や自殺既遂の最も強い危険因子であり，自殺既遂者や自殺未遂者の 90% 以上に精神障害が存在するとされている[4, 5]。うつ病をはじめとして，統合失調症，適応障害，パーソナリティ障害，器質性精神障害など，自殺企図の背景となる精神障害は多岐にわたる。精神障害と自殺企図の関連を十分に検討することは，入院か帰宅かの判断の重要なポイントとなる。

① 精神医学的診断について

欧米各国の自殺者に関する WHO の心理学的剖検調査では，気分障害が 30.2%，物質関連障害 17.6%，統合失調症 14.1%，パーソナリティ障害 13.0%，器質性精神障害 6.3%，不安障害・身体表現性障害 4.8%，適応障害 2.3%，他の精神障害 4.1%，他の第 1 軸診断 5.5%，診断なし 2.0% という結果であった（WHO）。日本では張[4]が，救命救急センター搬送の自殺者 93 例の心理学的剖検から，うつ病性障害 48%，分裂病性障害（統合失調症）26%，精神作用物質使用による障害 6%，精神障害なし 2%，診断不明 20% と報告している。また，岩手医科大学に搬送された自殺企図者に関して，致死性の高い手段を選択し，自殺者と高い近似性を示すとされている絶対危険群（Absolutely dangerous group[6]）147 件の ICD 診断を調べてみると，気分障害 49%，ストレス関連障害 18%，統合失調症 18%，パーソナリティ障害 6%，症状性・器質性精神障害 3%，精神作用物質による精神障害 3%，その他 3% であった。

以上から，精神医学的診断としては気分障害，統合失調症，アルコール症，ストレス関連障害，パーソナリティ障害が代表的疾患である。WHO のガイドラインでは各疾患での自殺の危険因子として次のものをあげてい

る。
  ⅰ）気分障害
  　気分障害による自殺はうつ病エピソードで起こるが，双極性障害では混合エピソードにも注意を払う必要がある。

うつ病における自殺の危険性の増大と関連する特異的な臨床的特徴[7]
- 持続的な不眠
- 自己への無関心
- 症状が重度（特に精神病症状を伴ううつ病）
- 記憶の障害
- 焦燥
- パニック発作

うつ病の人の自殺の危険を増大させる要因[7]
- 25歳以下の男性
- 発症の早期
- アルコールの乱用
- 双極性障害のうつ病相
- 混合（躁状態・抑うつ状態）状態
- 精神病症状を伴う躁病

  ⅱ）統合失調症
  　統合失調症では精神病症状の存在，自己の行動に注釈を加える幻聴の存在，抑うつ気分の出現，ライフイベントなどのストレスの存在が自殺を引き起こすことがある。例えば，回復過程・再燃や精神病後抑うつで抑うつ気分が出現する場合も注意を要する。また，自殺企図歴を有する患者は注意を要する。

統合失調症患者の自殺に特異的な危険因子[7]
- 雇用されていない若年男性
- 反復する再燃
- 悪化へのおそれ（特に知的能力の高い者）
- 猜疑や妄想などの陽性症状
- 抑うつ症状

> 統合失調症患者の自殺が出現しやすい時期[7]
> - 病気の初期の段階
> - 早期の再燃
> - 早期の回復。自殺のリスクは，罹病期間が長くなるにつれて減少する

iii）不安障害

　パニック障害，強迫性障害，身体表現性障害，摂食障害と自殺の関連がたびたび報告されている。

iv）アルコール症

　アルコール症は自殺のリスクを上昇させる。

> アルコール症の自殺と関連する特異的な要因[7]
> - 早期発症のアルコール症
> - 長い飲酒歴
> - 高度の依存
> - 抑うつ気分
> - 身体的な健康状態が悪いこと
> - 仕事の遂行能力が低いこと
> - アルコール症の家族歴
> - 最近の重要な人間関係の途絶または喪失

ⅴ）パーソナリティ障害

　パーソナリティ障害は一般人口母集団に比べて自殺のリスクが約7倍といわれている[8]。境界型パーソナリティ障害では，衝動性が自殺のリスクを高める。

> パーソナリティ障害での自殺リスクを高める因子
> - 失業
> - 経済的困窮
> - 家族不和
> - 葛藤
> - 喪失体験

② 重症度について
　精神疾患による重症度が高いことは自殺のリスクを上昇させる場合が少なくない。特に重要な視点は精神症状の悪化に伴って，生活活動能力の低下まで来している場合である。Umetsu らの報告[9]では，精神科救急を受療する自殺企図者において，重篤な自殺企図と関連する要因では生活活動能力と精神的状態像の重篤度を勘案して評価される GAS（grobal assessment scale）の得点が関連していた。重症度の把握の場合に，本人の生活状況がどの程度安定しているかを評価することが大切である。

（9）家族歴
　家族に自殺歴のある場合，自殺のリスクが増加するといわれており，把握することが重要である。また，家族の自殺による本人への心理社会的な影響を確認しておく必要がある。

（10）その他
　その他にも，臨床において診察や家族・周囲の情報から得られる個別な自殺の危険性にも留意する必要がある。また，アルコールや薬物などの物質依存や摂食障害も自殺のリスクを高める。

4）再企図危険性

　自殺企図で来院した患者の治療方針を決める上で，精神疾患の病態，再企図予測性の評価の 2 つが重要な要素である。

（1）精神疾患の病態
　自殺企図者の大多数が何らかの精神疾患を抱えている。また，自殺企図によって，精神疾患罹患者として事例化することもある。したがって，精神疾患の精確な診断，心理社会的見立てを行い，地域ケアを勘案，模索していくことが重要である。医療者は，自殺未遂そのものが，患者のその後の自殺死の危険性を高めていること，そして精神疾患が改善しなければ，患者は自殺の動機となった生活問題を解決していくことが困難となり，自殺を再企図する危険性が高まってしまうということを念頭に置いて対応すべきである。

（2）再企図予測性
　自殺未遂者の自殺再企図を完全に予測することは簡単なことではないが，前述した「自殺の危険因子」や「自殺念慮の評価」がポイントとなる。その他に参考となるものとして，
　① 周囲の支援の不足やニードとの不調和
　② 家族や周囲の関係者等の理解の不足と対応の誤り
　③ 患者自身の援助希求性の乏しさ，あるいは支援への拒絶
　これらの再企図予測性と，自殺念慮の有無・質を総合した再企図の危険性

	自殺念慮	自分を傷つける計画・準備	危険因子の状況	対応
危険性がない	なし	なし	なし	なし
軽度の危険性	限定的に存在	なし	・過去の自殺企図歴がない ・既知の危険因子が存在しない	・心理―社会―経済的困難に対する介入 ・社会資源に関する情報提供
中等度の危険性	明確に存在	具体的にはなし〜あり	・過去の自殺企図歴、もしくは、1つ以上の危険因子の存在 ・本人が現在抱えている情緒的・心理的状態の改善を希望している	・精神科外来における頻回・継続的な治療 ・精神科病棟への自発的入院 ・心理―社会―経済的困難に対する介入
高度な危険性	明確に存在	具体的にあり	・過去の自殺企図歴 ・2つ以上の危険因子の存在 ・自殺の意思と周到な計画に関する言語化 ・将来に対する絶望感 ・利用可能な支援の意義を否定 ・認知の柔軟性は維持	・精神科病棟への自発的/非自発的入院 ・心理―社会―経済的困難に対する介入
非常に高度な危険性	明確に存在	具体的にあり	・複数回以上の過去の自殺企図歴 ・複数以上の危険因子 ・認知の硬直化 ・援助に対する拒絶	・精神科病棟への緊急非自発的入院 ・心理―社会―経済的困難に対する介入

図5-10　自殺未遂者のリスク評価と対応[10]

の評価表が提唱されている（図5-10)[10]。

3．アクション

1）危機介入
（1）治療（介入）方針の策定
　① 治療環境の判断
　　これまでに行った自殺企図者についての種々の評価をもとに，危機介入の方針を策定する。その中で治療環境の設定は方針策定の大枠となる。
　　実際の治療環境にはさまざまな様態が実在するものの，主には以下の4カテゴリーに大別される（図5-11)。
　　ⅰ）救命救急センター等
　　　背景に精神疾患が常時想定されている高度医療体制。
　　ⅱ）一般病床
　　　常態としては背景の精神疾患の想定がなく，臨時体制で対応にあたる一般的な身体科医療環境。
　　ⅲ）精神病床
　　　精神疾患の治療を主な目的とした病床種別で，身体科への対応体制は通例限定的。
　　ⅳ）非入院治療（いわゆる通院治療）

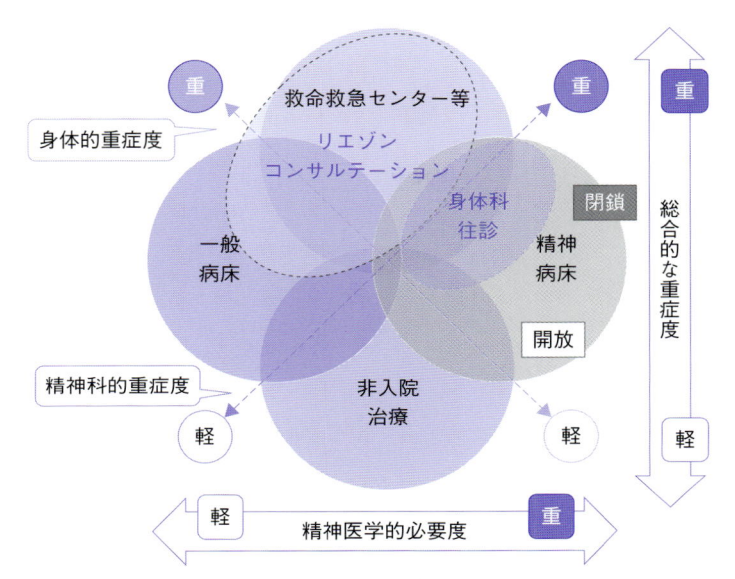

図5-11 治療環境の代表的な4カテゴリー

　いずれの治療環境にも利点や欠点となり得る特徴があり，病態に見合う形で選定する必要がある。実際のケースの判断では，危険度についての評価が明確に治療環境を規定しない場合や，ある程度明確な評価がなされても，治療環境が地域などによって多様であり，標準化しにくい実情がある。したがって，一定の手順で治療環境を選択できるとしても，最終的な治療環境の判断にあたっては，未遂者の個別評価をもとに，利用できる治療環境の特性を踏まえて方針を立てることとなる。
　まず優先すべきは，身体科治療と精神科治療をどのようなバランスで導入するかの判断であり，これには身体科の評価と方針が大きく影響する。続いての手順は，別の判断軸として治療環境には外来治療から入院治療までの広い幅があり，その中でどのような治療環境が適切かつ効果的かを検討することである。

② 身体科治療と精神科治療のバランスの判断（図5-12）
　危険度において評価した「身体的危険性」と「自殺再企図危険性」の関係性を考慮して，治療環境を決定する。両方の危険性が高い場合，必ずしも一致しない場合など多様で，両者に一定の関連はないと考えて別個に評価すべきである。
　治療の場を第一義的に決める要因は身体状況である。身体状況が重篤で，救命の観点から精神科的危険度によらず身体疾患の治療が優先される状況

```
                    ┌─────────┐
              Ⅰ     │   A     │
         身体科入院の  YES   精神科ケア体制の調整
           必要性     ────→
                    └─────────┘
```

身体科病床への入院における治療計画の骨子
- □ 救命救急センター／集中治療室／一般病床への入院適切性判断
- □ 主な診療科（主治医を務める科）の決定
- □ リエゾン対応体制の確立（精神科医師のCallの条件など）
- □ 観察と対応のチームマネジメント
- □ 精神病床への転棟の必要性の検討
- □ 身体科と精神科両面からのインフォームドコンセント

NO ↓　　　　　　　　　　　　　　　　　　　身体状況回復後

精神科での受入れ
転科・転棟・紹介受診・転院

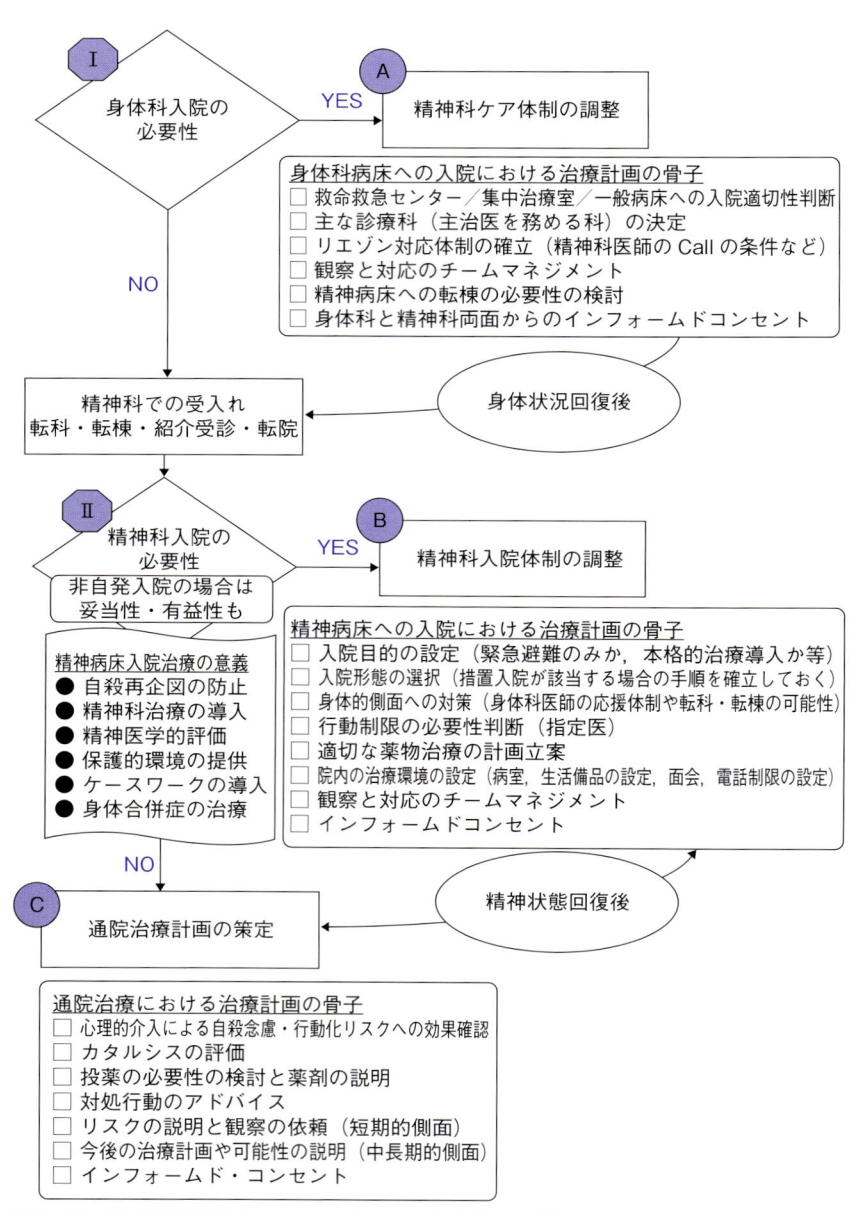

```
              Ⅱ              ┌─────────┐
         精神科入院の          │   B     │
           必要性      YES    精神科入院体制の調整
         非自発入院の場合は   ────→
         妥当性・有益性も    └─────────┘
```

精神病床入院治療の意義
- ● 自殺再企図の防止
- ● 精神科治療の導入
- ● 精神医学的評価
- ● 保護的環境の提供
- ● ケースワークの導入
- ● 身体合併症の治療

精神病床への入院における治療計画の骨子
- □ 入院目的の設定（緊急避難のみか，本格的治療導入か等）
- □ 入院形態の選択（措置入院が該当する場合の手順を確立しておく）
- □ 身体的側面への対策（身体科医師の応援体制や転科・転棟の可能性）
- □ 行動制限の必要性判断（指定医）
- □ 適切な薬物治療の計画立案
- □ 院内の治療環境の設定（病室，生活備品の設定，面会，電話制限の設定）
- □ 観察と対応のチームマネジメント
- □ インフォームドコンセント

NO ↓　　　　　　　　　　　　　　　　　　　精神状態回復後

C 通院治療計画の策定

通院治療における治療計画の骨子
- □ 心理的介入による自殺念慮・行動化リスクへの効果確認
- □ カタルシスの評価
- □ 投薬の必要性の検討と薬剤の説明
- □ 対処行動のアドバイス
- □ リスクの説明と観察の依頼（短期的側面）
- □ 今後の治療計画や可能性の説明（中長期的側面）
- □ インフォームド・コンセント

図5-12　治療環境選択のフローチャートと各治療環境における計画骨子

が存在するからである（図5-12：Ⅰ）。その際，身体科治療を目的に設計された各病室が，併存する精神症状にとって適切か，不都合な個所などがあるならどのように対処するのか，などを判断することになる（図5-12：A-1）。また，多数の診療科が出入りする集中ユニットなどの場合には，主治医を務める診療科（主科）を明確にしておくべきである（A-2）。身体科病床が選択された場合には，精神科的側面の介入をどのように行うのかについて，個別に方針が立案されねばならない。多くの場合それは精神科医によるコンサルテーションリエゾンとして行われる。高度救命救急センターでは，背景因としての精神疾患が常時想定されるため，一部では精神科医の常勤を置いていることもあるが，一般的にそのような恵まれた体制は珍しく，診療形態は往診や対診（併診）となる。いずれの場合にも，精神科医をコールする条件などを含め，各医療施設に応じたリエゾン体制を確立し（A-3），複合的な病態に対する観察と対応についてのチームマネジメントを行うことが求められる（A-4）。

　身体科の治療を進める中で，精神科治療の優先度・必要度は時々刻々変化するため，各専門職種はチームの一員となって継続的なかかわりをもち，局面に応じた専門医学的介入が必要である。経過によっては，精神病床での治療が必要，あるいは望ましい局面も考えられ，その移行のタイミングや条件などについても継続的に検討する（A-5）。

　なお，近年のわが国の研究では，救命救急センター等において，精神保健福祉士やソーシャルワーカーなどの専門職が，自殺企図者に対してケースマネジメントを行うことで，再企図防止効果が有意に高かったことが示されている（ACTION-J コラム〔p175〕参照）。したがって，医師による精神医学的評価のみならず，このような専門職による多面的な介入が，あらゆる治療環境においても有用であることが考えられる。

　一方，身体損傷が比較的軽症である場合，または身体的な治療が一段落した場合など，精神科での身体管理や治療が可能な状況では，精神病床で精神科治療を中心的に行いながら，身体科医師の指導を得て，両面のケアを同時に行うこともできる。あるいは，後述するように両方の治療を同時並行に通院で行える場合があるかもしれない。精神病床に入院する場合，その環境がいわゆる総合病院精神科であるのか，単科精神科病院であるのかによって，身体科治療の状況は大きく異なる。当該医療施設の身体医学的対応能力をよく見極めて治療環境の設定を行うことは非常に重要である（B-3）。

　いずれの治療環境においても，身体・精神両面からの治療的介入を行う場合には，両面からのインフォームドコンセントを行う必要がある。身体

的治療に関する説明と同意は，当該科医師によって手続きが行われるべきであり，どちらかの治療を優先するために，他方の治療に環境的な制約が生じることなどはあらかじめ説明しておいたほうがよい（A-6，B-8）。
③　精神科治療における治療環境の設定
　ⅰ）入院治療の適切性・有益性の判断
　　精神科の入院治療か外来治療かを判断する上でのポイントは，両治療環境による代償／利益比の検討である。言い換えれば，選択した治療環境は当該患者にとってどれほど有益であるのか，一方でどれほどのリスクであるのかについて検討することである。一般に精神科入院治療では図5-12のⅡに示したような意義がある。精神科救急では，受診後の短期的な治療に関する判断（応急的な判断）を行うことがまず求められる。そしてその後，あらためて再度中長期的な視点に立った判断を行うことになる（B-1）。特に自殺未遂者に関しては，安全を確保するための入院治療の要否を検討することが第一に重要な判断ポイントとなる。このとき良好な結果を希望的に期待することは禁物で，最悪の結果を回避できるよう，慎重を期すことが安全である。
　ⅱ）入院形態
　　自殺企図や自殺念慮は，いわゆる措置要件である「自傷他害のおそれ」に該当している。このためしばしば行政を介した措置入院が適用されることがあるが，自殺関連行動には広い幅があるため，必ずしもすべてのケースでそのような介入となるわけではない。軽症の場合には措置入院の可能性が低いばかりでなく，致死性の高い自殺行動であっても救命救急センター等への搬送となれば，すぐには措置入院の行政手続きとならないであろう。
　　家族や消防（あるいは警察）などにより直接来院し，いわゆる措置要件である「自傷他害のおそれ」がある場合に，措置入院や緊急措置入院の診察手続きに進むのか，それとも早期の治療開始を優先して，他の入院形態によって介入すべきかがしばしば議論になる。通報手続きを行う際，家族が通報するのか，警察に通報の判断を求めるのか，医師が通報するのか，などについて，現在までに統一見解がなく，地域によって運用も異なるため，当該地域の精神保健福祉行政など関係者間でよく討論した上で最良と思われる選択をするしかないのが現状である。
　　非自発入院のみならず，任意入院も含め，どのような入院形態が適しているのかは，個々のケースについて治療の有益性や意義をもとに臨床的に判断をすることになる。
　ⅲ）外来治療

身体的にも精神的にも危険性が低いと判断された場合には、外来治療の選択肢を検討するケースもあり得る。それは精神科入院が必ずしも功を奏さない場合や、精神科入院による患者の不利益が利益を上回る場合が存在するからである。例えば、入院が失業や現実的な困窮を及ぼす場合、強制介入が精神科医療を自発的に受療するための大きな障壁となってしまう場合、家族関係にとって決定的な破壊的影響となる場合、周囲の社会的偏見に苦しむ場合などにそうした可能性がある。また、自殺企図を繰り返し問題解決の手段としている場合なども存在する。このような場合には入院で達成される治療目標を本人および周囲も含めて、十分に勘案して判断することが必要となる。さらに慢性的に繰り返されている致死的でない自殺企図を、長期に閉鎖環境に置くことや、自殺企図の防止を目的とした対策が単に隔離や行動制限手段のみであり、必要以上に本人の自由意思を奪うことなどは、かえって有害な治療になる可能性もあり、慎重に検討されるべきである。

ただし、一見自殺の危険性が低くみえても、精神症状が重篤であったり、患者が社会生活を送る上で、ソーシャルサポートが脆弱であったり、現時点で治療の継続が見込めないなどの問題が生じている場合などは、入院を検討する必要がある。帰宅の検討にあたっては、患者の安全が確保できる状況でケアを継続できるかどうかを見極めていくことが特に重要である。行った心理的介入による自殺念慮・行動化リスクへの効果を確認することはもちろん（C-1）、カタルシスの可能性についても評価に含めるべきである（C-2）。また、投薬に関する判断と説明（C-3）、対処行動のアドバイス（C-4）、リスクの説明と観察の依頼（C-5）などを忘れないように必ず行うべきである。

入院・外来のいずれの場合にも、現時点で自殺の危険性を評価することはできても、完全に予測ができる方法は存在せず、自殺の危険性は可能な限り最小にすることが治療であり、絶対的に防止する手段はないということ、治療は有効性・有害性のバランスを考慮して最も効果的となるように行い、常にリスクが存在することを家族などに伝えた上で治療を導入するべきある（C-7）。

iv）本人のみの場合

単身の来院や家族の付き添いがない来院では、治療環境の選択に困難を生じることがある。医療保護入院の適応であっても手続きがとれなかったり、非入院治療を選択したとしても見守りや付き添いができなかったりという対応上の理由によるところが大きい。本人との治療契約が可能な場合には任意入院の選択もあるが、危機状況ではそれが行える

状態にない場合も多い。依頼者が存在する状況であれば，応急指定医療機関では，応急入院による緊急介入が選択肢となり得る。市町村長の同意による医療保護入院については，メディカルモデルとしては自殺再企図という最悪の危険を防止する方法としてやむを得ないところもあるが，リーガルモデルとしての整合性に課題を残していることは認識しておくべきである。

④ チーム医療

自殺未遂者は心理的・身体的・社会的な困難を感じている。そのため精神科医，身体科医，看護師，ケースワーカー（精神保健福祉士，社会福祉士）など多職種チームにより患者を支援していく必要がある。そして，チームのそれぞれの役割を確認しながら，治療計画を調整・立案していくことが望ましい。また，チームとして支援体制を構築していくことを患者自身も理解していくことで，患者自身が安心して協力的になり，自発的な治療参加を促すことにつながることが多い。

⑤ 自殺の危険性の継続的な評価

自殺の危険性は変動するため，自殺念慮の評価や危険因子の評価を継続的に繰り返すことが大切である。特に，外出，外泊，退院などの治療環境の変更や精神状態の変化した場合，ライフイベントが出現した場合などでは，再評価する時期と考えられる。

（2）治療の継続性

自殺の危険性のある者は継続的な治療が必要である。治療脱落がその後の自殺のリスクを高める場合も少なくない。帰宅となった場合でも，治療の継続性を確保することを第一に行うべきである。このために，今後の治療計画や想定される変化の可能性について可能な限り説明することは当事者や関係者の理解を深め，継続的な治療を確保するために役立つかもしれない（C-6）。また，精神科救急を受療後，継続治療の医療機関が違う場合には，情報提供を中心に連携を密に行う必要がある。

2）ケースマネジメント

ケースマネジメント
- 帰宅の場合も入院の場合も考慮
- 対処手段の拡大や支援体制の強化
- 継続的地域サポートの導入

（1）ソーシャルワーク

① 精神科救急におけるソーシャルワークの目標

自殺未遂者はしばしば医学的問題に加えて深刻な社会的問題を抱えているため，精神科救急医療においては医療的にも，社会的にも迅速な危機介入が求められる。自殺未遂者の中には，経済問題などの生活上の問題や現実的な問題を抱えながらも，相談者がいない状況に陥っている者もいる。また，相談者がいる場合でも，精神科外来か家族以外に相談先がないということもよくある。周囲の支援体制，相談機関の振り分け，そして個々の抱える問題に関するケースマネジメントが必要となる。

経済問題や生活問題を抱えている自殺未遂者の相談にのり，ソーシャルワークの手法を用いて本人の意思決定を尊重しながら最適な社会資源を利用し，問題解決を図るようにする。精神科救急医療においては緊急対応を求められるソーシャルワークのニードを把握した場合，即応的にサービスを提供することが重要である。精神科救急担当医は身体的治療と精神科救急的治療のマネジメントを行いながら，患者のさまざまな問題に対する迅速なソーシャルワークの導入を図ることが求められる。

> 精神科救急におけるソーシャルワークの目標
> ● 傾聴による受容と共感的理解
> ● 医療的・社会的な迅速な危機介入
> ● 緊急対応のニードの把握
> ● 即応的なサービスの提供

② ソーシャルワークの実践（図5-13）

自殺未遂者の転帰が帰宅，入院いずれの場合でも，地域の社会資源を活用することで，患者の心理社会的支援を検討する必要がある。精神科救急担当医は救急対応をしながら情報収集やアセスメントを行い，危険因子など心理社会的問題や防御因子や対処能力，キーパーソン等を抽出する。そして，最終的に精神科ソーシャルワークを実践し，医療機関と関係機関双方の信頼関係や協働作業による協調的交渉を進め，問題解決につなげていくことが重要である。実践においては，危機介入や問題解決に加えて，エンパワメントや家族支援など包括的な心理的援助技法が必要となる。

こころの健康のリスクは，これまで送ってきた生活（ライフコース）における心理社会的因子と関連している。自殺未遂者の直面している危機はそれまでのライフコースでのさまざまなリスクによるものでもあり，ナラティブなアプローチを通して，共感的理解につなげていくことが重要である。

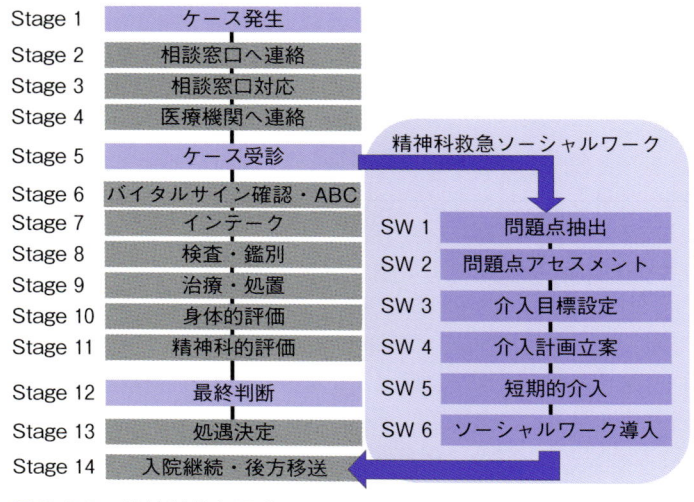

Stage 1	ケース発生		
Stage 2	相談窓口へ連絡		
Stage 3	相談窓口対応		
Stage 4	医療機関へ連絡		精神科救急ソーシャルワーク
Stage 5	ケース受診		
Stage 6	バイタルサイン確認・ABC		
Stage 7	インテーク	SW 1	問題点抽出
Stage 8	検査・鑑別	SW 2	問題点アセスメント
Stage 9	治療・処置	SW 3	介入目標設定
Stage 10	身体的評価		
Stage 11	精神科的評価	SW 4	介入計画立案
Stage 12	最終判断	SW 5	短期的介入
Stage 13	処遇決定	SW 6	ソーシャルワーク導入
Stage 14	入院継続・後方移送		

図5-13 精神科救急医療におけるソーシャルワーク

図5-13の「精神科救急医療における精神科関連ソーシャルワーク」のフローチャートでのSW1～6を説明する。
＜SW1＞問題点抽出
- 患者の心理社会的問題に関する情報収集
- 現実に抱えている社会生活上の問題点を本人，家族，救急隊，付き添いの支援者などから情報収集する
- 患者のアセスメントと並行して行う

＜SW2＞問題点アセスメント
- 心理社会的問題の緊急性，重大性の評価を行う
- 支援者，支援組織などの確認

＜SW3＞介入目標設定
- ソーシャルワーカー（精神保健福祉士，社会福祉士，医療ソーシャルワーカーなど）の要請
- 現実的で達成可能な目標設定（短期目標設定）
- 患者（利用者）および支援者（家族など）と一緒に設定する
- 前向きな目標設定（中長期目標設定）と動機づけ

＜SW4＞介入計画立案
- アセスメントと目標設定に基づいた介入方法の提案

＜SW5＞短期的介入
- 必要な情報の提供

- 支援組織（行政，関連機関等）との連携
- 生活・金銭・その他の問題の調整
- 家族，保護者，扶養義務者，後見人など支援者との調整
- 精神保健福祉法に基づく入院の場合の手続きの調整

＜SW6＞ソーシャルワーク導入
- 継続的な相談・支援体制の構築
- 担当者の紹介
- 介入目標と介入計画の確認
- アドボカシー
- エンパワメント
- 関係機関との連携（NPO，社会福祉協議会，企業等）
- リンケージ

（2）地域ケアへの移行
　① 外来治療への移行

　精神科救急受診後に外来治療に結びつけるときには，治療の継続性が最重要の課題である。受診することになるかかりつけ精神科医療機関や受診日時を精神科救急医と患者と，家族とで具体的に話し合うことが必要である。これには，治療のアドヒアランスを促進させる効果もある。

　相談機関との連携にあたっては，患者や家族と支援者のニーズのずれが生じていないかどうかを確認することや，連携先の役割や限界の確認が前提となる。そして，連携先にどのような支援が必要か，また相談の内容を説明し，支援を申し出，共有できる目標や同意点を強調してかかわるとよい。一方で，相違点が強調されると失敗しやすいことに留意する必要がある。

　また，心理的危機に陥った場合の対処法についても，具体的に検討しておくとよい。例えば，家族や周囲などへの連絡法などのセルフケアや救急受診，保健所・警察・関連機関などの利用法などが含まれる。

外来治療への移行にあたって必要なこと
- 具体的な検討（医療機関，場所，日時など）
- 危機介入としてのセルフケア，周囲の支援，関連機関の利用

紹介にあたって留意すべきこと
- 患者と家族に診療結果や状態を説明し，かかりつけの精神科医が必要であることを伝える
- 患者と家族の精神科受診への偏見に配慮する

- 精神科治療の有効性を説明する
- 患者が見捨てられたという感覚をもたないように配慮する
- 可能であれば紹介先の精神科医に直接連絡をとる
- 頑なに患者自身が拒否する場合，家族から受診を促してもらう
- 具体的な受診日や受診の方法を確認する

連携や相談の失敗しやすいとき
- 十分な心理的働きかけや支援がない
- 十分な社会的支援がない
- 具体的でない
- 迅速でない
- 計画が混乱している
- 約束が守られない

　また，継続的なフォローにおいても，相談場所の原則，開設時間，電話，約束の時間に間に合わない場合等を丁寧に説明しておく必要がある。また，約束の時間に行けなかったなど，原則が守れなかった場合のような否定的結果が生じた際に，どのように問題解決していくかを事前に話し合っておくとよい。また，ニードが担当の対応可能な範囲を超えている場合についての方針についても，事前に考えておく必要がある。

② 退院は自殺の危険因子でもある

　地域への社会復帰を検討する上で，継続性を有する治療や支援の計画を立案することが必要である。社会復帰にあたって自殺の危険性がないか，再度確認する必要がある。また，患者を支援するために必要となる社会資源はあるのか十分な確認が必要である。未遂から1年以内は，再企図の危険が最も高い時期であり，個々の症例に基づいたアフターケアが実施される必要がある。複数の機関が連携をとりながら行うことが必要となる。精神保健福祉センター，保健所，福祉事務所などが調整をしながら定期的な電話や自宅訪問などを行うことが必要なケースもある。昨今，行政機関やNPO等による自殺防止についての活動が行われている。日ごろから関係機関との情報交換や研修等の連携のほか，協調した活動が望まれる。加えて，心理的危機に陥ったときの危機介入を想定して，本人がいつでもSOSを出せるルートを用意する必要があり，本人が利用可能なライフラインを確保することが大切である。

退院にあたって必要なこと
- 再企図の危険性の評価
- 患者の包括的な評価
- 治療の継続性・安定性
- 社会生活上の支援体制の確認
- 関係機関との調整・連携
- 情報提供
- 本人がいつでもSOSを出せるルートを用意する

（3）再企図予防に関する情報提供
① 情報提供の役割
ⅰ）現場で患者，家族に安心を与える
自殺未遂で受診した場合，患者や家族が非常に混乱している場合が多い。さまざまな心理社会的な問題を抱えていても，すぐに問題解決に向けて決定できない場合も少なくない。
ⅱ）患者，家族が適切な医療や支援を選択できる
自殺未遂で受診した患者や家族は，自殺企図に対する治療や対応を知識としてもっていない場合も少なくない。適切な情報が提供されることで，治療やその後のケアを患者や家族が選択することが可能となる。
ⅲ）ケアの導入や再企図防止にとって重要な心理教育的なアプローチである
自殺企図がなぜ起こったのかということに対して本人や家族が理解することは，今後のケアの導入や再企図防止の観点でも重要である。
② 提供できる情報の種類
ⅰ）自殺企図のプロセス
ⅱ）自殺の危険因子と防御因子（図5-2）
ⅲ）精神医学的治療の導入と継続の重要性（図5-1）
ⅳ）経済問題や生活問題，病気に関連した悩みを抱えている場合の相談窓口の存在や医療相談室などを介したケースワーキング対応の存在（図5-13）
ⅴ）危機対応の窓口（救急医療施設，精神科救急医療施設など）
③ 情報提供におけるポイント
ⅰ）穏やかに説明する
強い感情を伴った表現は相談者の理解に影響する場合がある
ⅱ）ゆっくりとわかりやすく説明する

　　　　心理的不安がある場合には，一度に多くの情報は頭に入らないことが
　　ある
ⅲ）相手の反応を確認しながら話す
　　　１つのわからないことが，その後の相手の聴かない姿勢につながる場
　　合がある。一方的に話さない。
ⅳ）具体的に説明する
　　　抽象的で理念的な話より，相談者にとっての具体的な話のほうが理解
　　しやすい。

ACTION-J コラム

　わが国の自殺死亡率は，諸外国と比較して現在も高い水準にあり，2013（平成25）年人口動態統計によれば，自殺は，20〜50歳台のどの世代においても死亡原因の上位に位置するなど，依然として日本国民における公衆衛生上の最大課題の1つである。

　わが国において，科学的根拠を有する自殺予防対策の開発，施策化は，喫緊の課題とされ，自殺総合対策大綱（2007〔平成19〕年に閣議決定され公表）でも指摘されてきた。そのために2005（平成17）年に厚生労働科学研究費補助金事業「自殺企図の再発防止に対する複合的ケース・マネージメントの効果：多施設共同による無作為化比較研究」（通称ACTION-J）が企画され，2006（平成18）年から実施された。そしてその成果が，2014（平成26）年8月に公表された[11]。

　ACTION-Jは，「戦略研究」という厚労科研費時補助金事業の新たな枠組みで行われた。これは，国民の健康に関する重要な政策目標についての科学的根拠の創出を目的に厚生労働省により企画された大型の臨床研究プロジェクト事業である。研究班は，公益財団法人精神・神経科学振興財団を研究責任主体として，国立精神・神経医療研究センターの支援のもと，救急医療部門と精神科が連携関係にある17の医療施設群からなる全国規模の研究グループから組織された。そして，自殺未遂者に対するケース・マネージメント介入プログラムを開発し，その有効性を多施設共同無作為化比較試験により検証を行った。その結果，ケース・マネージメント介入を受けた自殺未遂者において，一定期間内において対照群と比較して自殺再企図発生割合の明確な減少効果が認められた（割付け後1カ月，3カ月後は約80％の減少効果で，6カ月でも約50％の減少効果）。本研究は，自殺未遂者の自殺再企図予防のための介入方略に関して，初めてその有効性について科学的根拠をもって示したものとして国内外で広く注目された。

　戦略研究の目的に則り，ACTION-Jの後継研究班は，ケース・マネージメントの実務者養成研修プログラムの開発を行い，2015（平成27）年10月から，ACTION-Jの事業化が厚生労働省によってなされた（「平成27年度自殺未遂者再企図防止事業」）。

（河西）

3）家族等への支援とケア
（1）家族・周囲への支援とケア
　自殺未遂者の家族は心理社会的に困難を抱えていることが少なくない。そのため，自殺未遂者の治療を行うときに，家族の不安を和らげ，苦労をねぎらうことや，家族や周囲と信頼関係を構築し，自殺未遂者の支援体制を構築することが大切である。具体的な実践項目を以下に示した。

> 家族・周囲の者への対応
> 1）家族・周囲の者に安心を与える
>   - 家族も動揺している場合が多く，まくし立てるように一気に説明することは好ましくない。治療者側がゆっくりと落ち着いて応対することで，家族も安心する場合が多い
>   - 家族に病状，治療経過，方針を適切に伝える
>   - 地域で活用可能な救急対応の窓口に関する情報を提供する
> 2）家族・周囲の者の悩みを受容する
>   - 家族・周囲が罪責感を感じている場合も多く，家族自身の悩みにも焦点を当てることが必要である。また，これまで支援してきた家族へねぎらいの言葉をかけることも重要である
> 3）本人への支援を要請する
>   - 家族からも心理社会的問題を聴取し，必要な場合，家族と協力しながら治療やソーシャルワークにつなげる
> 4）本人と家族・周囲の者の両者に対して中立的立場を原則とする
>   - 例えば，意見の相違を認める場合に，しばしば対立的になってしまう場合がある。精神科医は中立的立場から，対立する問題に対しての両者の相互理解につながるような心理的介入を目標とすることが必要である
> 5）家族から情報を収集する
>   - 家族から患者に関する情報を収集し，病歴を確認する

4．その他の重要事項

1）自傷行為の理解と対応
（1）自傷行為の理解
　① 自傷行為の定義
　自傷行為とは，自殺以外の意図から非致死性の予測をもって，故意に身体

共通する特徴	自殺	自傷
刺激	耐えられないこころの痛み	間歇的にエスカレートするこころの痛み
ストレッサー	心理的な供給充足の挫折	心理的な供給充足の延期
目的	耐え難い問題に対する唯一の解決策	短期間の改善を獲得する方法
目標	意識の終焉・喪失	意識の変化
感情	絶望感，無力感	疎外感
認知の状況	視野狭窄	崩壊・分裂
行動	脱出口	再統合

文献14）より引用・改変

図5-14 自殺と自傷の違い

へ直接的な損傷を加える行為である。代表的なものとしてリストカットのように身体表面を切る行為がよく知られているが，皮膚を突き刺す，やけどをさせる，硬いものに身体の一部をぶつけるといった行為もある。

なお，過量服薬は，これを自傷行為に含める研究者がいる一方で，リストカットと異なり，必ずしも非致死性の予測がつくとはいえず，間接的な身体損傷であるという理由から，自傷行為から除外する研究者もいる。

② 自傷行為の意図

自傷行為の意図として最も多いのは，怒り，恥辱感，孤立感，不安・緊張などの不快感情を緩和するというものである[12]。操作的，演技的な自傷行為は，援助者の多くが思い込んでいるほどは多くなく，自傷行為の9割以上は誰もみていないところで行われ，しかもその後に誰にも告白されることがないという[10]。

なお，自傷の最中に「痛みを感じない」「記憶が曖昧である」と述べる自傷者は少なくなく，時には健忘を残す者もいる。このことは，一部に解離症状と密接な関連をもつ自傷行為も存在する可能性を示し，解離状態からの回復に，自傷行為によってもたらされる身体的な疼痛刺激を利用していると思われる者も存在する[13]。

その意味で，自傷行為は自殺とは行為の背景にある「意図」の点で異なっていると考えることもできる（図5-14）[14]。すなわち，自殺が，「耐えがたい，逃れられない，果てしなく続く」苦痛に遭遇し，「もはや自分の力ではどうにもできない」という絶望感と無力感の中で，その苦痛を解決する唯一の方策として行われるのに対し，自傷行為の多くは，「寄せては返す波のような」間歇的・断続的な苦痛を短期的・一時的に緩和する試みとして行われるのである。言い換えれば，自傷行為とは，「心の痛み」を抑えるために「身

体の痛み」を用いてその場しのぎをする対処行動であり，その意味で自殺企図とは区別することができる。

③ 自傷行為を繰り返す者の臨床的特徴

自傷行為を繰り返す者の中には，周囲から存在を否定され，安心して自分の気持ちを表現できない環境に生育してきた者が少なくない。それは，虐待やネグレクトはもとより，家族内の暴力・暴言，学校でのいじめ，きょうだい間の差別や親からの過干渉や価値観の押しつけなど，さまざまな形をとっている[12,15]。その結果，幼少時から「自分はいらない子どもである，余計な存在である」と思い込んできた者が多く，援助希求能力が乏しい。自傷行為による不快感情の緩和は，他者の援助を拒んで独力で苦痛を解決しようという，彼らの援助希求能力の乏しさを反映した行動といえるであろう。

なお，すでに述べたように自傷行為は自殺とは峻別されるべき行動であるが，同時に長期的には自殺を予測する重要な危険因子である。事実，Owens ら[13]のメタ分析によれば，過去1回以上の非致死的な自傷をした若年者は，そうではない者に比べ，10年後の自殺既遂による死亡率が数百倍高いという。

臨床的には，リストカットがエスカレートしていく過程で過量服薬が併発するようになると，急激に自殺既遂のリスクが高まるという印象がある。例をあげれば，過量服薬による酩酊の影響で衝動性が高まった状態にあること，さらには，過量服薬に振り回されることに周囲が疲弊するとともに，本人に対する陰性感情を高め，本人が孤立してしまうことが，自殺による死をたぐり寄せてしまう。こうした一連のプロセスをさらに加速する要因としては，アルコール・薬物の乱用の影響にも注意すべきである。図5-15は，このようなさまざまな自己破壊的行動のスペクトラムと死へのプロセスとの関係を概念化したものである。

（2）患者の自傷行為への対応

① 援助希求行動を支持する

自傷行為の告白や自傷創の手当てを求めることは，それ自体が賞賛に値する行動である。自傷行為とは，単に自らを傷つけることだけを指すのではなく，傷の消毒もせずに自身を感染の危険にさらすことなども含めた行動であると理解する必要がある。

② 頭ごなしに禁止しない

自傷行為をした患者に対する最初の面接で，頭ごなしに自傷行為を禁じたり，叱責や説教をすることは好ましくない。まずは，自傷することの是非について価値判断を保留し，中立的かつ関心ある態度で，自傷行為のもつ肯定的側面と否定的側面について話し合うことが大切である。

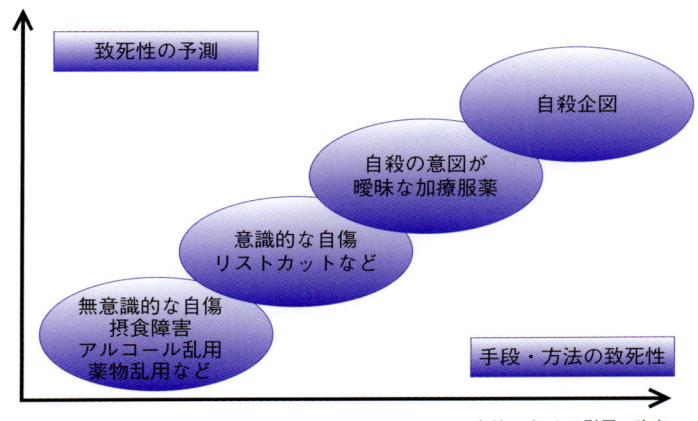

図5-15　自己破壊行動スペクトラム

　忘れてはならないことは，自傷患者が克服すべき一番の問題は，決して「自分を傷つける行為」そのものではない。むしろ，「正直な気持ちを偽って，誰にも助けを求めずにつらい状況に過剰適応すること」なのである。その意味で，自傷行為を通じて自らの苦境を伝えたことは，最悪とはいえない。
　③　懸念を伝える
　患者の自傷行為を共感的に接し，その肯定的側面を確認した後には，「頭ごなしの否定」と誤解されないように，自傷行為の否定的側面を伝える必要がある。
　すでに述べたように，自傷行為には，一種の「こころの痛み」に対する「鎮痛効果」があるが，その効果は，麻薬と同じように繰り返される過程で「耐性」を生じ，当初と同じ効果を得るためには，自傷頻度を高めたり，より深く切らなければならなくなってしまう[13]。時には，手首や腕だけで足りなくなり，他の身体部位を切ったり，あるいは，切るだけではなく，頭を壁に打ち付けたり，火のついたたばこを皮膚に押し付けたりする者もいる。さらに困ったことに，自傷を繰り返すうちに前よりもストレスに弱くなってしまう。以前であったら気にもとめなかったささいな出来事にも痛みが必要となる。
　最終的には，いくら切ってもこころの痛みを埋め合わせるのに追いつかない状態――「切ってもつらいが，切らなきゃなおつらい」という状態――に陥ってしまう。言い換えれば，自分をコントロールするために始めた自傷行為によって，逆に自分がコントロールされる事態である。なお，この段階に到達した患者の多くは自殺念慮が高まっている。

④ 自傷行為のアセスメントをする

すでに述べたように、自傷行為は自殺とは異なる行動であるが、将来の自殺と密接に関連する行動である。その意味では、近い将来の自殺リスクの予測を含めたアセスメントが必要である。

アセスメントにおいては、以下の5つのポイントに注目して評価するとよい[15]。

ⅰ）援助希求の乏しさ

　傷を隠す、自傷のことを人に話さない、傷の処置をしない。

ⅱ）コントロールの悪さ

　不本意にも意図した以上に深刻な自傷、乱雑で汚い傷、服で隠れない部位の傷。

ⅲ）行動のエスカレート

　複数の身体部位に傷がある（腕以外に脚や太腿、腹部など）、「切る」以外の方法も用いる（例：「つねる」「髪の毛を抜く」「火のついたたばこを押しつける」「壁を殴る、頭を壁に叩きつける」など）。

ⅳ）解離傾向

　自傷行為をする際に「痛み」を感じない、行為の記憶がない。

ⅴ）自己虐待の多様性

　他の間接的な身体損傷行為（例：「拒食・過食」「アルコールや市販薬などの乱用・過量服薬」）を伴っている。

あくまでもこれは1つの目安に過ぎないが、上記5つの評価ポイントのうち3つ以上該当する場合には、自傷行為を自分でコントロールすることができなくなっており——逆に自分が自傷にコントロールされている状況——に陥っており、その「治療効果」が薄れている可能性が高い。自傷行為にはつらい感情を一時的に抑える効果があるが、繰り返すうちに効果が乏しくなって、自殺念慮が高まることがある。このような場合には、精神医学的介入の必要がある。

また、該当項目が3つ以下でも、ⅴ）に該当する場合——特に過食嘔吐のような食行動異常は近い将来の過量服薬や自殺企図を予測する危険因子である[15]——、また、評価ポイントとは別に、若年者自身が「いくら切っても気持ちが収まらない」と述べている場合には、切迫した自殺企図の可能性を念頭に置いた治療が必要である。

（3）治療のゴールは自傷しなくなることではない

紙幅の関係もあり、ここではごく簡単に述べるにとどめるが、自傷行為の治療はトリガーとなる出来事や状況、あるいは感情を同定し、トリガーに対処するスキルを習得することである。まずは、正直な告白を支持し、失敗に

含まれる小さな変化を見逃さずにやはり支持・強化し，患者がさらに大きな変化へと挑戦するのを励ます。そして自傷の再発は，治療を深める上で不可欠なプロセスである。

　強調しておきたいのは，自傷行為を止めることが治療の最終的な目標ではない，ということである。むしろ，「自らの感情をきちんと把握し，それを言葉で表現できる能力」（エモーショナル・リテラシー）の獲得こそが重要であり，「世の中には信用できる大人もいて，つらいときには助けを求めてよい」ということを知ることが，実は，将来における自殺予防に資するのである。

2）事後対応
（1）遺族に対して
　精神科救急の現場でも自殺未遂者が最終的に不幸にも亡くなられる場合がある。自殺の発生は自死遺族に心理社会的な影響を大きく及ぼすといわれており，死別後の悲嘆，混乱などが出現することもある。その場合，自死遺族の気持ちを踏まえた対応を行うことが大切である。また，患者の状態や経過などについて説明を行う場合にも，遺族の心理に配慮する必要がある。また，家族が当初から現実的な対応に追われることも想定される場合には，社会的手続き等に関する情報提供やソーシャルワークも重要である。中長期的視点では遺族はさまざまな苦痛を経験するため，自死遺族の会等の「分かち合いの場」やグリーフケア，自死遺族支援の窓口，関連機関などの情報を得ておくことも有意義となる。

（2）かかわったスタッフに対して
　担当した患者の死は，かかわった医療者・従事者にも影響を及ぼす。そこには，悲しみ，罪責感，自尊心の低下や無力感，怒りなど，複雑な心理機制が生じやすい。また，連日，救急医療にかかわる者には燃え尽きも生じやすい。医療者・従事者の反応は，時に不眠や慢性疲労などの身体症状につながったり，抑うつ状態や，不安・焦燥などの精神症状として発現することもある。

　精神科救急医療施設では，医療者・従事者のメンタルヘルスに常に関心を払いながら，必要に応じて医療チーム（集団），あるいは個々のスタッフに対して何らかのケアを要することもある。これは，状況に応じて，事例検討会，リスク・マネジメントに関する検討会，医療チームを対象とした集団精神療法，個人を対象とした精神療法・薬物療法などが含まれる。

引用文献

1) Tejedor MC, Díaz A, Castillón JJ, et al: Attempted suicide: Repetition and survival-findings of a follow-up study. Acta Psychiatr Scand. 100: 205-11, 1999.
2) Stanley B, Gameroff MJ, Michalsen V, Mann JJ: Are suicide attempters who self-mutilate a unique population?. Am J Psychiatry 158: 427-32, 2001
3) 高橋祥友：医療者が知っておきたい自殺のリスクマネジメント，第2版．医学書院，東京，2006
4) 張賢　徳：自殺既遂者中の精神障害と受診行動．日本医事新報 3789：37-40，1996
5) Cavanagh JT, Carson AJ, Sharpe M, et al: Psychological autopsy studies of suicide: a systematic review. Psychol Med 33: 395-405, 2003
6) 飛鳥井望：自殺の危険因子としての精神障害—生命的危険性の高い企図手段をもちいた自殺失敗者の診断学的検討．精神神経雑誌 96：415-43，1994
7) Preventing suicide: a resource for general physicians, WHO, Geneve, 2000（河西千秋，平安良雄監訳：自殺予防プライマリ・ケア医のための手引き．横浜市立大学医学部精神医学教室，2007）
8) Harris EC, Barraclough B: Suicide as an outcome for mental disorders: A meta-analysis. Br J Psychiatry 170: 205-28, 1997
9) Umetsu M, Otsuka K, Endo J, et al : Usefulness of and Factors Associated with Global Assessment Scale（GAS）Scores in Suicide Attempters. J Psychiatry 18：14-159, 2015. [http://dx.doi.org/10.4172/psychiatry.100023]
10) Hawton K, Rodham K, Evans E: By their own young hand: Deliberate self-harm and suicidal ideas in adolescents. Jessica Kingsley Publishers Ltd, London, 2006（松本俊彦・河西千秋監訳：自傷と自殺．金剛出版，東京，2008）
11) Kawanishi et al : Assertive case management versus enhanced usual care for people with mental health problems who had attempted suicide and were admitted to hospital emergency departments in Japan（ACTION-J）: a multicentre, randomised controlled trial. The Lancet Psychiatry, Volume 1, Issue 3, Pages 193-201, 2014
12) Walsh BW: Treating Self-injury. Guilford Press, New York, 2005（松本俊彦，山口亜希子，小林桜児訳：自傷行為治療ガイド．金剛出版，東京，2007）
13) Owens D, Horrocks J, House A : Fatal and non-fatal repetition of self-harm. Systematic review. Br J Psychiatry 181: 193-9, 2002
14) 松本俊彦：プライマリ・ケア医による自殺予防と危機管理（杉山直也，他編），南山堂，2010
15) 松本俊彦：自傷行為の理解と援助—「故意に自分の健康を害する」若者たち．日本評論社，東京，2009

参考文献

1) 有賀徹，三宅康史：自殺企図者に対する救急外来（ER）・救急科・救命救急センターにおける手引き作成の意義．厚生労働科学研究費補助金こころの健康科学事業自殺未遂者および自殺者遺族等へのケアに関する研究（研究代表者伊藤弘人）平成20年度総括・分担研究報告書．pp151-89，2009
2) Ball LR: Suicide risk assessment: Practical strategies and tools for joint commission compliance. HCPro Inc, USA, 2007
3) Chiles JA, Strosahl KD: Clinical manual for assessment and treatment of suicidal patients, american pschiatric publishing, Inc, Washington DC. And London, UK, 2005（チャイルズ・JA，ストローサル・KD著，高橋祥友訳：自殺予防臨床マニュアル．

星和書店，東京，2008）
4) 遠藤仁，大塚耕太郎，吉田智之，他：自殺企図者の生命的危険性と関連する諸要因について―救命救急センターにおける身体的重症自殺企図群と軽症群の比較検討．精神科救急 12：60-73，2009
5) Berman AL, Silverman MM, Bonger BM: Comprehensive textbook of suicidology. The Guilford Press, New York, 2000
6) Phelan M, Strathdee G, Thornicroft G: Emergency mental health services in the community. Cambridge University Press, Great Britain, 1995
7) Glick RL, Berlin JS, Fishkind AB, et al: Emergency psychiatry: Principles and practice. Lippincott Williams & Wilkins, Philadelphia, 2008
8) Hillard R, Brook Z: Emergency psychiatry. The McGraw-Hill Companies, Inc., USA, 2004
9) 八田耕太郎：救急精神医学―急患対応の手引き．中外医学社，東京，2005
10) 平田豊明，八田耕太郎監：精神科救急ケースファイル―現場の技．中外医学社，東京，2009
11) 自殺未遂者への対応：救急外来（ER）・救急科・救命救急センターのスタッフのための手引き．日本臨床救急医学会，2009
12) 河西千秋：自殺未遂者のケアに関する研究：専門職・専門領域における自殺未遂者ケアのためのガイドラインの作成．厚生労働科学研究費補助金こころの健康科学事業自殺未遂者および自殺者遺族等へのケアに関する研究平成 20 年度総括・分担研究報告書（研究代表者：伊藤弘人）．pp95-112，2009
13) 河西千秋，佐藤玲子，山田朋樹，他：自殺未遂者ケアに関する研究：自殺未遂者ケアのためのガイドライン指針の作成．平成 19 年度厚生労働科学研究費補助金こころの健康科学研究事業「自殺未遂者および自殺者遺族等へのケアに関する研究」分担研究報告書（研究代表者：伊藤弘人）．pp157-73，2008
14) 河西千秋：自殺予防学．新潮社，東京，2009
15) 川野健治，伊藤弘人，稲垣正俊，他：研修プログラム・ツールの開発に関する研究．厚生労働科学研究費補助金こころの健康科学事業自殺未遂者および自殺者遺族等へのケアに関する研究平成 19 年度総括・分担研究報告書（研究代表者：伊藤弘人）．pp47-150，2008
16) 大塚耕太郎，酒井明夫，智田文徳：(2) 医療機関における自殺未遂者に対する心のケアを実施する体制の整備．自殺対策ハンドブック Q & A―基本法の解説と効果的な連携の手法（本橋豊編）．ぎょうせい，東京，pp218-20，2007
17) 大塚耕太郎，酒井明夫：File45 自殺未遂者のソーシャルワーク。精神科救急ケースファイル―現場の技（日本精神科救急学会編，平田豊明，八田耕太郎監）．中外医学社，東京，pp135-8，2009
18) 大塚耕太郎，酒井明夫，智田文徳，他：自殺対策における精神科救急医療の役割．メンタルヘルス・ライブラリー 24：自殺と向き合う（浅野弘毅，岡崎伸郎）．批評社，東京，pp89-99，2009
19) 大塚耕太郎，酒井明夫：シンポジウム 13「精神科救急医療の課題と展望」：岩手医科大学における精神科救急システム―岩手県盛岡地区の精神科救急の課題と展望．第 102 回日本精神神経学会総会，精神神経学雑誌 108：1058-65，2006
20) 大塚耕太郎，酒井明夫：IVその他 7．精神症状，救急医学 30：748-50，2006
21) 酒井明夫，大塚耕太郎：精神科救急における自殺企図者の実態調査：再企図に関連する因子の検討．厚生労働科学研究費補助金こころの健康科学事業「自殺企図の実態と予防介入に関する研究」平成 17 年度総括研究報告書（主任研究者：保坂隆）．pp54-7，2006
22) Stone MH, Stone DK, Hurt SW: Natural history of borderline patients treated by intensive hospitalization. Psychiatr Clin North Am 10: 185-206, 1987

23) Simon RI, Hales RE: Textbook of suicide assessment and management america psychiatric publishing, Inc, 2006
24) Wassrerman D, Wasserman C: Text Book of suicidology. Oxford University, London, 2009
25) Jacobs DG: The harvard medical school guide to suicide assessment and intervention. Jossey-Bass, New York, 1999
26) Leenaars AA, Jaltsberger JT, Neimeyer RA: Treatment of suicidal people. Taylor & Francis Group, LLC, New York, 1994
27) Yamada T, Kawanishi C, Hasegawa H, et al: Psychiatric assessment of suicide attempters in Japan: a pilot study at a critical emergency unit in an urban area. BMC Psychiatry 7: 64, 2007
28) 松本俊彦，阿瀬川孝治，伊丹　昭，他：自己切傷患者における致死的な「故意に自分を傷つける行為」のリスク要因— 3 年間の追跡調査．精神神経学雑誌 110：475-87，2008
29) World Health Organization: Figures and Facts about Suicide. [WHO/MNH/MBD/99.1]. Geneva, 1999（高橋祥友：日本における自殺の疫学．自殺予防学：医師・保健医療スタッフのために〔坪井宏仁，小林章雄，高橋祥友監〕. p303-8，学会出版センター，東京，2006〔Wasserman D: SUICIDE: An Unnecessary Death. Martin Dunitz Ltd, London, 2001〕の 305 ページより抜粋）
30) 河西千秋，大塚耕太郎，加藤大慈，他監：病院内の自殺対策のすすめ方（医療安全推進ジャーナル別冊），（財）日本医療機能評価機構，東京，2011.

索 引

A〜Z

ACTION-J　165, 175
aripiprazole　124
barbiturate　99
benzodiazepine　99, 106
biperiden　97, 102
BPSD　36
carbamazepine　120
caseness　32
chlorpromazine　120
clozapine　110, 120
crisis management briefing　81
debriefing　84
demobilization　82
diazepam　97
DLB　36
DUP　30
ECT　108
flumazenil　99, 101
haloperidol　97, 99
illness　32
JAST　90, 92
JCS　39
Lewy 小体型認知症　36
lithium　120
lorazepam　95, 119
midazolam　98
olanzapine　95, 97, 110
PANSS-EC　96
promethazine　97
QTc　101
QT 延長　121
quetiapine　124
risperidone　95, 110
SDM　55
shared decision making　55
Six Core Strategies　71
SpO_2　100
SSISG　40
TALK の原則　144
TIC　54
valproate　120
zotepine　120

あ

アウトリーチ　8
アウトリーチサービス　11
アカシジア　97
悪性症候群　108
アセスメント　180
アルコール症　160
アルコールの乱用　178
アンガーマネジメント　86
胃管　109
移送制度　10
一酸化炭素中毒　150
一般病床　162
医薬品添付文書　99
医療保護入院　23

インフォームドコンセント　15, 24, 165
エキスパート・コンセンサス　96, 99, 101, 112, 117
援助希求　178
エンパワメント　169
応急入院　23

か

家族等　176
堅い救急　4
カタルシス　140, 155, 167
過量服薬　177
過量服薬事例　40
感覚調整室　65
カンフォータブル・ケア　79
気管支喘息　100
危機介入　162
危機管理ブリーフィング　81
危機離脱技法　68
危険因子　139, 142, 155
希死念慮　39, 138
気分障害　159
虐待　178
救急搬送　10
救急搬送体制　8
急性発症事例　36
救命救急センター　162
共感　179
強迫性障害　160
緊急措置入院　24
筋注　93
グリーフケア　181
クリティカル・パス　19

警察官職務執行法（警職法）　10
傾聴　143
警報システム　58
ケースマネジメント　165, 168, 175
限界設定　65
言語的介入　93
コアストラテジー　71
高 CPK 血症　103
攻撃性　120
行動制限　70
行動制限最小化　71
行動制限最小化委員会　73
高プロラクチン血症　121
呼吸抑制　100
告知義務　25

さ

再企図危険性　161
三環系抗うつ薬　150
事後対応　181
自殺既遂　138
自殺企図　138
自殺念慮　138
自殺未遂　138
自殺予防　140
自死遺族　181
自傷行為　176
自傷他害のおそれ　166
ジストニア　97
疾病性　32
児童・思春期事例　37
自発入院　23
社会的救急　4
周辺症状　36

縦列モデル　142
受診前相談　28
受診前相談窓口　8
受容と共感　143
常時対応型施設　7, 8, 32
静注　93
衝動性　120
消防法　10
静脈血栓塞栓症　121
事例性　32
身体合併症事例　38
身体合併症対応施設　7, 8
身体的介入　68
身体的拘束　75
身体表現性障害　160
深部静脈血栓　12
心理学的剖検　140
心理的介入　63
錐体外路症状　121
精神医療相談窓口　28
精神科一次救急　4
精神科医療相談窓口　141
精神科救急医療体制整備事業　6, 28
精神科救急情報センター　7, 28, 141
精神科三次救急　4
精神科二次救急　4
精神病床　162
精神病性の焦燥・興奮　96
精神保健福祉センター　172
摂食障害　160
喪失体験　156
ソーシャルワーク　169
措置入院　24

た

体重増加　121
タイムアウト　65
脱水　103
地域ケア　171
地域生活支援　30
地域連携システム　9
チーム医療　168
チームテクニクス　69
鎮静　93
ディエスカレーション　63, 148
ディモビリゼーション　82
デブリーフィング　85
電気けいれん療法　107
統合失調症　159
糖・脂質代謝異常　121
当事者　72
徒手拘束　93
徒手的拘束　68
トラウマ　54
トラウマインフォームドケア　54
トリアージ　30, 33, 34, 146
頓用薬　67

な

内服　93
二重盲検ランダム化比較試験　90
入院基準　22
ネガティブ・ケイパビリティ　41
ねぎらい　143
ネグレクト　178
脳炎　107
能書　99, 102, 119

は

パーソナリティ障害　160
パニック障害　160
パルスオキシメーター　94
非けいれん性てんかん重積　107
非自発入院　23
非精神病性の焦燥・興奮　96
非入院治療　162
病院群輪番型施設　7, 8, 32
病院前救護　141
不安障害　160
福祉事務所　172
不整脈　101
物質依存事例　39
ブレイクアウェイ　68
プレホスピタル・ケア　28, 141

並列モデル　142
防御因子　142, 155
保健所　141, 172

や

薬物の乱用　178
柔らかい救急　4
輸液　103, 108

ら

リストカット　177
リチウム　150
臨床ガイドライン　90
臨床試験　90

『精神科救急医療ガイドライン 2015年版』執筆者一覧

監 修

 日本精神科救急学会

編 集

平田　豊明	（理事長・医療政策委員）
杉山　直也	（副理事長・医療政策委員長）

執 筆

第1章　総　論
佐藤　雅美	（理事・医療政策委員）
杉山　直也	（副理事長・医療政策委員長）
◎平田　豊明	（理事長・医療政策委員）

第2章　受診前相談
大竹　智英	（埼玉県メンタルヘルスセンター）
鴻巣　泰治	（評議員・医療政策委員）
澤野　文彦	（公益財団法人復康会沼津中央病院）
◎塚本　哲司	（評議員・医療政策委員）
西村　由紀	（メンタルケア協議会）
橋本　都子	（千葉県精神科医療センター）
松田　聡一郎	（ふくしま心のケアセンター）
水野　拓二	（公益財団法人復康会鷹岡病院）

第3章　興奮・攻撃性への対応
飛鳥井　望	（理事）
石井　美緒	（公益財団法人復康会沼津中央病院）
釜　英介	（東京都立小児総合医療センター）
◎佐藤　雅美	（理事・医療政策委員）
下里　誠二	（国立大学法人信州大学）
杉山　直也	（副理事長・医療政策委員長）
藤田　純一	（横浜市立大学附属病院）
南　敦司	（特定医療法人北仁会旭山病院）

第4章　薬物療法

　　須藤　康彦　　　（評議員）
　　中村　　満　　　（評議員）
◎　八田　耕太郎　　（理事・医療政策委員）
　　三澤　史斉　　　（山梨県立北病院）

第5章　自殺未遂者対応

　　大塚　耕太郎　　（評議員）
　　河西　千秋　　　（評議員）
◎　杉山　直也　　　（副理事長・医療政策委員長）
　　松本　俊彦　　　（理事）

執筆協力（医療政策委員）

　　伊藤　弘人　　　（医療政策委員）
　　兼行　浩史　　　（理事・医療政策委員）
　　川畑　俊貴　　　（理事・医療政策委員）
　　来住　由樹　　　（評議員・医療政策委員）
　　鴻巣　泰治　　　（評議員・医療政策委員）
　　佐藤　雅美　　　（理事・医療政策委員）
　　澤　　　温　　　（名誉会員・医療政策委員）
　　杉山　直也　　　（副理事長・医療政策委員長）
　　塚本　哲司　　　（評議員・医療政策委員）
　　中島　豊爾　　　（理事・医療政策委員）
　　八田　耕太郎　　（理事・医療政策委員）
　　平田　豊明　　　（理事長・医療政策委員）
　　藤田　　潔　　　（理事・医療政策委員）

監修協力

　　計見　一雄　　　（理事）
　　野田　寿恵　　　（公益財団法人復康会沼津中央病院）

（50音順，◎印は各章執筆責任者を示す。）

```
JCOPY 〈(社)出版者著作権管理機構 委託出版物〉
本書の無断複写は著作権法上での例外を除き禁じられています．
複写される場合は，そのつど事前に，下記の許諾を得てください．
(社)出版者著作権管理機構
TEL.03-3513-6969　FAX.03-3513-6979　e-mail：info@jcopy.or.jp
```

精神科救急医療ガイドライン 2015年版

定価(本体価格 2,700 円＋税)

2015年12月10日　第1版第1刷発行
2017年 8 月 1 日　第1版第2刷発行

監　修　日本精神科救急学会
編　集　平田　豊明　杉山　直也
発行者　佐藤　枢
発　行　株式会社　へるす出版
　　　　〒164-0001 東京都中野区中野 2-2-3
　　　　電　話　(03)3384-8035(販売)　(03)3384-8177(編集)
　　　　振　替　00180-7-175971
　　　　http://www.herusu-shuppan.co.jp
印刷所　三松堂印刷株式会社

©2015 Printed in Japan　　　　　　　　　　　　　〈検印省略〉
落丁本，乱丁本はお取り替えいたします．
ISBN 978-4-89269-879-8